DAGMAR HEMM | ANDREAS A. NOLL

Die Organuhr

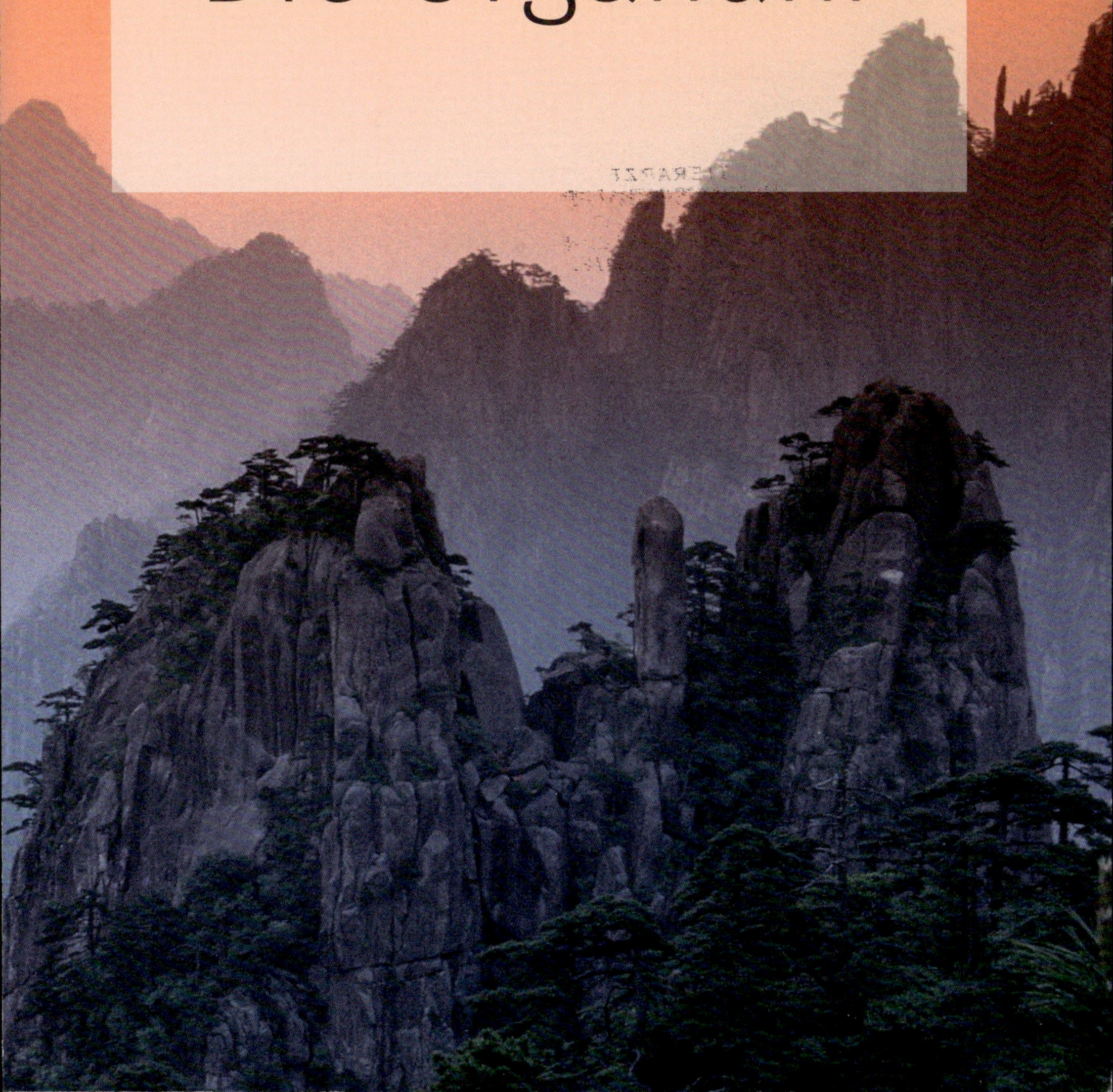

THEORIE

PRAXIS

SERVICE

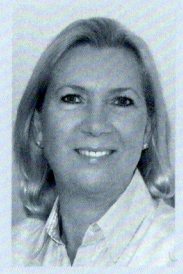

Dr. phil. Dagmar Hemm, Jahrgang 1964, ist Sinologin und seit 1999 als Heilpraktikerin tätig. In ihrer Münchner Praxis ist sie spezialisiert auf die Behandlung von Allergien, Schmerzen und Erschöpfungssyndromen. Sie hat längere Zeit in China gelebt und verbringt dort jährlich mehrere Wochen an Kliniken für Traditionelle Chinesische Medizin zur Hospitation. Ihr Anliegen ist die Verbindung der chinesischen Heilkunde mit der bei uns bekannten und bewährten Naturheilkunde.

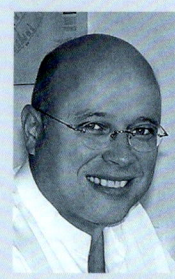

Andreas A. Noll, Jahrgang 1955, ist seit 2007 Gastprofessor an der TCM-Universität Chengdu in China. Seit 1985 behandelt er in seinen Praxen in Berlin und München. Seine Ausbildung absolvierte er in Sri Lanka sowie auf zahlreichen Studienreisen nach Chengdu, Shanghai und Peking. Zusätzlich studierte er Sinologie und Religionswissenschaften und verschaffte sich so ein tief gehendes Verständnis der chinesischen Kultur und Philosophie.
In seinen Praxen schlägt Andreas Noll eine Brücke zwischen Ost und West.

Die beiden Autoren sind als Verfasser von Fachbüchern und als Dozenten international bekannt.

EIN WORT ZUVOR

Keine Episode in der Menschheitsgeschichte war so zeitkritisch wie die heutige. Per Funk wird sekundengenau die Uhr gestellt. Milli-, Mikro- und Nanosekunden bestimmen technische Abläufe und die Sieger beim Sport. Eigentlich sind diese Zeitabschnitte für unser Erleben unfassbar! Die geforderte Mobilität in unserer Gesellschaft verlangt genaue Zeitplanung von Beruf, häuslichem Leben und Urlauben. Kollisionen im eingespielten Timing gibt es oft nur bei der halbjährlichen Zeitumstellung oder bei Fernreisen, wenn wir uns im Jetlag durch schlaflose Nächte quälen. Ansonsten versuchen wir, selbst in besonderen Lebenslagen wie einer Erkrankung oder bei einem Wechsel des Arbeitsplatzes oder Wohnorts, durchgehend »funktionsfähig« zu sein.

Die Natur gibt uns jedoch andere Maßstäbe vor. Das Erleben von Tag und Nacht ist eine Ur-Erfahrung des Menschen, gefolgt von dem unausweichlichen Kreislauf der Jahreszeiten. In früheren Zeiten wurden Aussaat und Ernte, Jagd und Fischerei, Ruhe und Aktivität, Heil und Unheil, kurz, die Existenz der Menschen, von den Rhythmen der Natur bestimmt.

Heute fühlen sich viele eingezwängt von der Übermacht der Uhren. Das Gefühl für die natürlichen Rhythmen geht uns verloren, oder wir übergehen es.

Es ist für Gesundheit und Wohlbefinden von großem Nutzen, auf die innere Uhr zu hören, die sich nach den Lehren der Traditionellen Chinesischen Medizin im Körper und seinen Organen widerspiegelt. Dieses Buch hilft Ihnen dabei, mit der chinesischen Organuhr wieder zu einem natürlichen Lebensrhythmus im Alltag zu finden. Damit schaffen Sie sich beste Voraussetzungen für Wohlbefinden, Gesundheit, innere Ruhe, Kreativität und Glück.

Dagmar Hemm
Andreas A. Noll

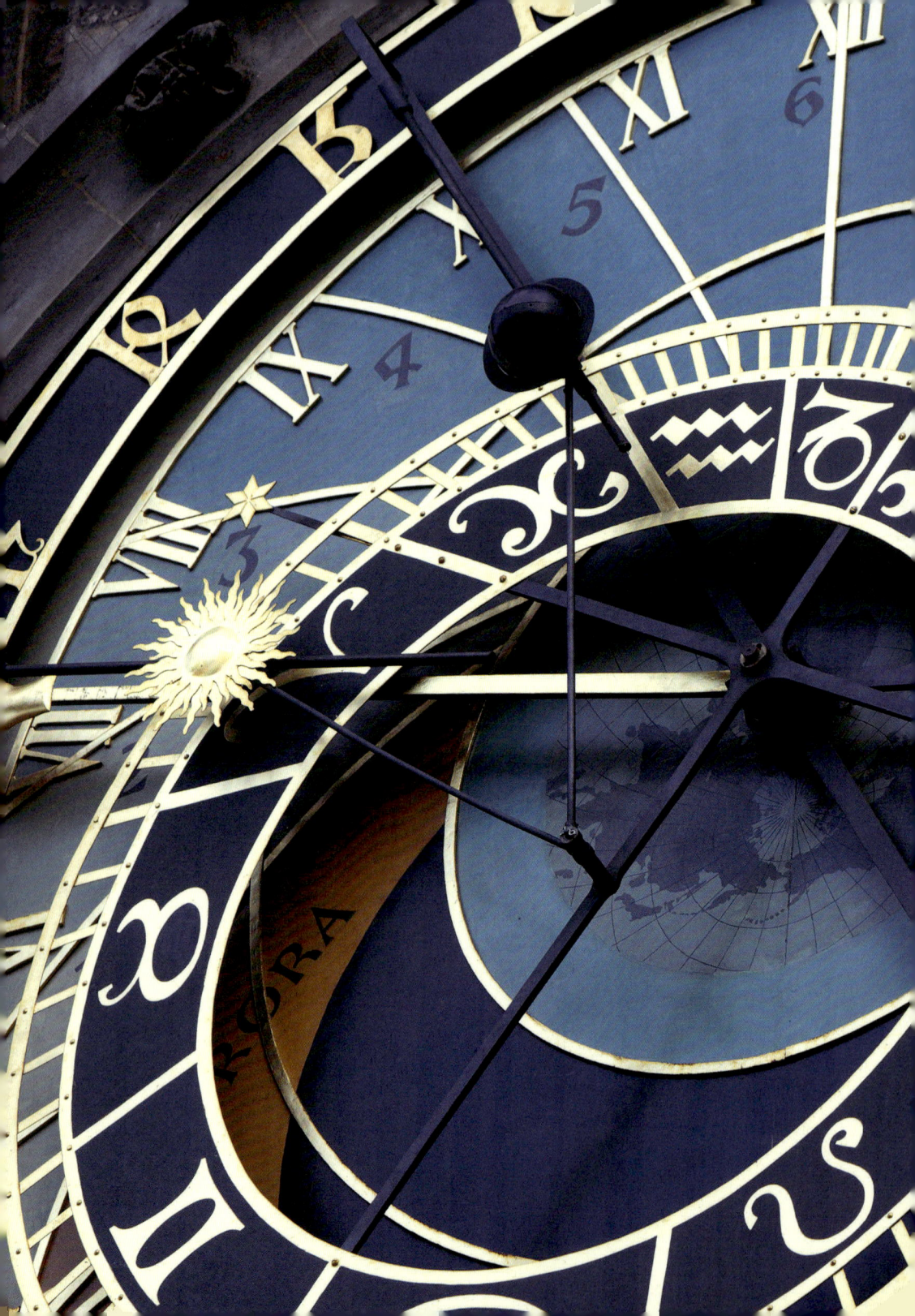

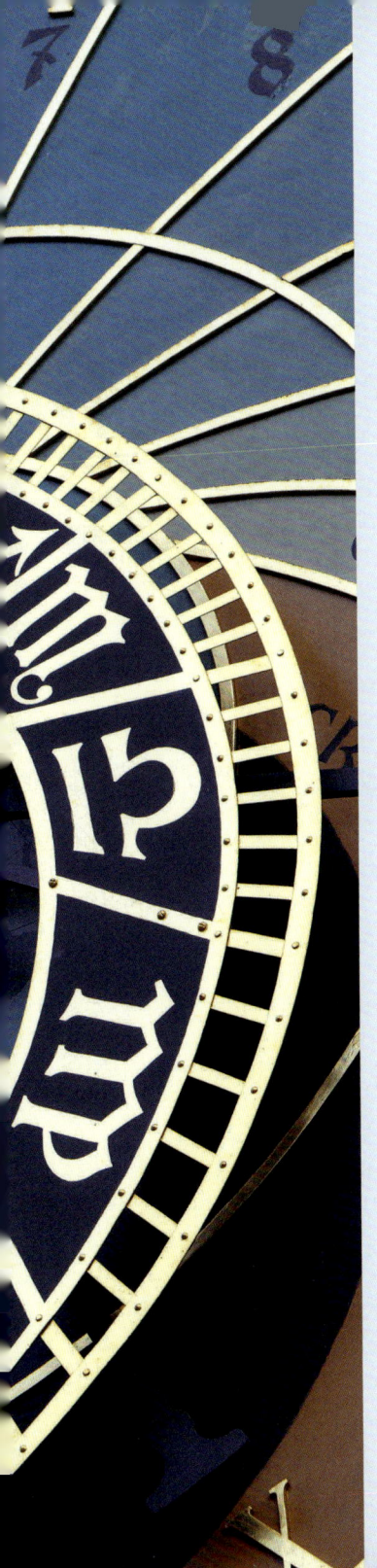

LEBEN IM RHYTH- MUS DER ZEIT

Der Himmel bestimmt die Zeit. Der Lauf von Sonne, Planeten und Mond lässt uns Jahre, Monate, Tage und Stunden berechnen. Unser Leben spielt sich in diesem Rhythmus ab – merklich und unmerklich.

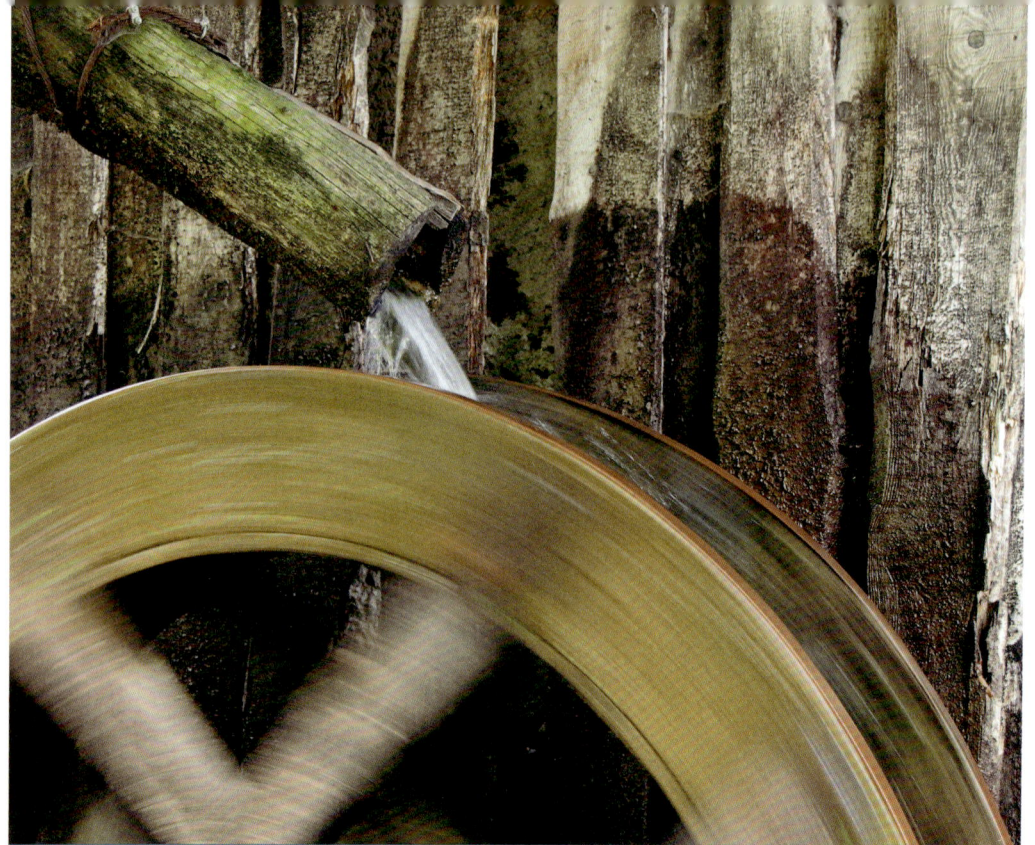

Ständiger Wandel

Unser Leben ist ein fortwährendes Auf und Ab. So wie die Wellen des Meeres anschwellen, sich am Strand brechen und das Wasser sich anschließend erneut aufbaut, so wie wir ein Leben lang einatmen und ausatmen, so ist die Wechselhaftigkeit eine Ur-Erfahrung des Menschen. Ein Höhepunkt bedeutet unausweichlich bereits den Beginn des Abschwungs – der, am Tiefpunkt angelangt, in den erneuten Aufschwung übergeht. Das Einatmen geht ins Ausatmen über und umgekehrt, solange wir leben.

Zeitliche Rhythmen bestimmen unser Leben. Die Zeit bewegt sich dabei in großen und kleinen Wellen, im ständigen Auf und Ab: Eine Minute vergeht, und mit ihrem Ende beginnt die nächste Minute, die auf der vorigen aufbaut. Ein Samenkorn schläft im Winter in der kalten Erde, treibt im Frühjahr einen zarten Spross und wird im Sommer zu einer prächtigen Blume. Im Herbst sinkt sie vermodernd zu Boden, jedoch nicht ohne zuvor ihre Samen für das nächste Frühjahr verstreut zu haben.

CARPE DIEM

»Pflücke den Tag« – diese Aufforderung, jeden Moment zu genießen, hinterließ uns der römische Dichter Horaz. Oder, um es mit Johann Wolfgang von Goethe zu sagen: »Halte immer an der Gegenwart fest. Jeder Zustand, ja jeder Augenblick ist von unendlichem Wert, denn er ist der Repräsentant einer ganzen Ewigkeit.«

Veränderungen finden in jeder Sekunde statt. Alles fließt. Wir können nichts festhalten, sondern nur jeden einzelnen Augenblick einfangen. Wir brauchen Achtsamkeit und Wachheit, um unser Leben in vollen Zügen genießen zu können.

In jedem Augenblick treffen wir Entscheidungen darüber, ob es uns jetzt und in der Zukunft gut oder schlecht geht. Ein schwer kranker Patient sagte mir einmal: »Ich weiß jetzt: Wir haben alle ein persönliches Verfallsdatum – es steht bloß auf unserem Rücken geschrieben, und wir können es nicht sehen!« Wenn wir uns einbetten in den Lauf der Zeit, mitschwimmen mit den Wogen der Stunden, Tage, Monate und Jahre, können wir das Leben in vollen Zügen genießen – und möglichst lange gesund bleiben!

Der Zyklus eines Menschenlebens

Das Leben unterliegt dem Zyklus der Zeit vom Entstehen bis zum Vergehen. Jede Zeit hat dabei ihre eigene Qualität. So sprudeln Jugendliche und junge Erwachsene oft über vor Energie, verfügen aber meist noch nicht über viel Erfahrung, sodass es oft an Selbstvertrauen fehlt. Viele Menschen in mittleren Jahren, die mit beiden Füßen auf dem Boden stehen, wünschen sich, ihre jetzige Übersicht und Gelassenheit auch schon mit zwanzig gehabt zu haben. Ältere sehnen sich oft nach der Energie junger Jahre – mit der Erfahrung von heute. Aber jede Lebensphase hat ihren eigenen Wert. Genießen Sie die Vorzüge, die Nachteile können Sie durch Ihr Handeln und Verhalten mindern. Auch wenn der Zeitgeist die

Jugend verehrt und das Alter oft missachtet: Jede Generation ist ein wichtiger Teil der menschlichen Gemeinschaft.

Die »Stationen« des Lebens

Wir neigen heute dazu, die Menschen ungeachtet ihres Alters gleich zu behandeln. Dabei verändern sich Bedürfnisse und Fähigkeiten im Laufe des Lebens: Ein junger Organismus ist anpassungsfähig und hat große Reserven, und er kann zum Beispiel fettes Fleisch, Milchprodukte, Rohkost und Müsli besser verarbeiten als ein älterer Mensch, der eher leichte Kost mit wärmender Energie braucht. Meist unmerklich verändert sich unsere Energie im Lauf der Zeit. Auch die Rollen, die man im Leben spielt, verschieben sich von der Kindheit über die Jugend zum Erwachsenenalter, wo der größte Schritt das Sorgen für die eigenen Kinder ist. Nach einigen Jahrzehnten naht der zweite große Umbruch: Die Eltern sind alt und vielleicht gebrechlich geworden, verlangen Aufmerksamkeit und Zuwendung ... und die Begleitung bis hin zum Tod. Ein Geben und Nehmen über die Generationen hinweg.

Der Mensch im Jahreslauf

Die Sonne bestimmt den Ablauf des Jahres. Sie erreicht ihren niedrigsten Stand zur Wintersonnenwende am 21. Dezember (die längste Nacht) und den höchsten am 21. Juni (der längste Tag). Das Zu- und Abnehmen der täglichen Sonnenstunden, Wärme und Kälte beeinflussen unsere Bedürfnisse und unser Befinden. Die Jahreszeiten prägen auch Bewegungs- und Aktivitätsdrang: ein Sommerabend auf der Terrasse, ein Plausch mit den Nachbarn, beim Grillen und in fröhlicher Gemeinsamkeit bis spät in die Nacht. Nach herbstlichen Ausflügen zum Wandern, bei abendlicher Kühle und feuchtem Nebel über den Wiesen zieht es uns allmählich wieder in die heimischen vier Wände zurück. Im Winter wollen wir dann meist am wenigsten nach draußen.

In früheren Zeiten, als es noch keine Zentralheizung gab, waren die jahreszeitlichen Unterschiede im täglichen Leben noch viel gravierender. Die Natur sorgte dafür, dass der Organismus den Anforderungen der Jahreszeiten genügte: Im Frühling und Som-

TIPP: Sommer- und Wintertypen
Manche Menschen fühlen sich in der Sommerhitze in ihrem Element, andere blühen in der kalten Jahreszeit so richtig auf. Sie können mit der Ernährung ein wenig Ausgleich schaffen (siehe Erfolgstipp Seite 19).

RHYTHMEN IM TIERREICH

An Tieren lässt sich gut nachvollziehen, wie rhythmisch das Leben natürlicherweise verläuft – etwa bei den Krötenwanderungen oder Wanderung, Nestbau und Partnersuche der Vögel. Manche tierischen Rhythmen unterliegen aber nicht äußeren Bedingungen wie Temperatur oder Nahrungsangebot: So vermehrt sich etwa der im Stillen Ozean lebende Palolowurm nur einmal im Jahr bei Vollmond. Bei Zieseln (einer Eichhörnchenart), die in Gefangenschaft unter konstanten Bedingungen aufgezogen wurden, konnte man nachweisen, dass ihre jährlichen Rhythmen angeboren und unabhängig von äußeren Bedingungen sind.

mer, wenn auf Feld, Wald und Wiesen die Arbeit rief, war es nötig, hellwach zu sein. Im Winter galt das eher nicht. Unser Hormonhaushalt stellt sich noch heute auf diese Zyklen der Natur ein.

Feste, Feiern und ganz persönliche Glanzlichter

Besondere Anlässe teilen die Zeit ein. An diesen »Meilensteinen« orientieren wir uns. Feste wie Weihnachten, Silvester, Geburtstage im Familienkreis sind Gelegenheiten, sich der Zeit bewusst zu werden und gemeinsam innezuhalten. Zu diesen Gelegenheiten trifft sich die Verwandtschaft und ermöglicht es uns, den Rahmen unserer Einzelexistenz über die Generationen hinaus zu finden. Wiederkehrende Rituale wie das Plätzchenbacken um Weihnachten oder die sommerliche Geburtstagsfeier im Garten geben unserem Leben einen großen Rhythmus, der uns Halt vermittelt.

Aber auch individuelle, ganz besondere Momente strukturieren unser Jahr, etwa wenn wir ab April den ersten Spargel essen oder die ersten Triebe aus den im Herbst gepflanzten Blumenzwiebeln entdecken, wenn wir im Sommer zum ersten Mal ins kühle Nass des Badesees tauchen oder im Spätherbst zusammen mit Freunden den ersten Glühwein mit Lebkuchen in der Stadt genießen. Weitere »Highlights« sind je nach Region Karnevals-, Starkbier-, Erntedank- und Kirchweihfeste, die uns durch das Jahr begleiten.

Sonne und Mond im Zusammenspiel

Der Lauf des Mondes bestimmt den Monat, der Auf- und Niedergang der Sonne die Stunden, Tage und Jahre. Die beiden Gestirne galten schon zu Urzeiten als die großen Lenker des Geschickes der Welt. Der ägyptische Gott Re wurde mit der Sonne in Verbindung gebracht, ebenso bei den Griechen Apoll und Helios, bei den Persern Mithra und auch heute noch der christliche Gott.

Die Sonne bringt Wärme, Licht und somit das Leben. Der Mond hingegen war stets ihr dunkler Gegenspieler, er wurde mit dem Ruhigen, Körperlichen und auch mit dem Weiblichen verbunden. Anders als das helle Tageslicht scheint die Welt im Mondenschein viele Geheimnisse zu verbergen. Das auch bei uns sehr bekannte chinesische Orakelbuch »Yi Jing – Das Buch der Wandlungen« bezog sich mit seinen 64 Hexagrammen wahrscheinlich auf den Mondzyklus. Diesem werden auch heutzutage und nicht nur in China Einflüsse auf die Gesundheit und das Wohlbefinden des Menschen zugeschrieben, besonders auch im Zusammenhang mit dem Menstruationszyklus der Frau, mit dem Schlafrhythmus und der Anfälligkeit gegenüber Krankheiten.

TIPP: Mondenergien
Der Stand des Mondes in den Tierkreiszeichen beeinflusst unseren Körper, sodass bestimmte Anwendungen, Eingriffe und Operationen an bestimmten Tagen mehr, an anderen weniger Erfolg versprechen (siehe Buchtipp Seite 124).

Im Auf und Ab des Tageslaufs

Unsere innere Uhr bestimmt auch unseren Tagesrhythmus. Dazu gehören neben dem Schlaf-wach-Rhythmus auch Blutdruck, Herzfrequenz und Körpertemperatur sowie Muskelkraft und Sehschärfe, die ebenfalls im Tagesrhythmus schwanken. Auf der geistig-seelischen Ebene ändern sich im Tagesrhythmus unsere Konzentrations- und Leistungsfähigkeit.

Der alles entscheidende Taktgeber ist das Sonnenlicht: Wir nehmen bei Tageslicht alles um uns herum mehr oder weniger aufmerksam wahr, verarbeiten unsere Eindrücke und sind aktiv.

Inzwischen wissen wir, dass die Zirbeldrüse (Epiphyse) des Gehirns das Hormon Melatonin, unser »Schlafhormon«, nachts in der Dunkelheit vermehrt ausschüttet. Wir brauchen es für einen guten Schlaf in der Nacht. Es gibt eine Nervenverbindung zwischen Sehnerv und Zirbeldrüse, sodass diese auf Veränderungen der Helligkeit reagieren kann. Zu spätes Zubettgehen bei künstlichem

Licht verhindert die Melatonin-Ausschüttung und somit den gesunden Schlaf. Melatonin ermöglicht dem Organismus die andere Seite des Daseins: Der die Sonne ablösende Mond leuchtet selbst bei Vollmond vergleichsweise wenig und ermöglicht uns Ruhe und Schlaf. Melatonin senkt die Aktivität, es bremst und macht müde. Viele Menschen fühlen sich daher in den lichtarmen Wintermonaten matt und depressiv. Im Sommer braucht man wegen der längeren Sonnenstunden meist weniger Schlaf als im Winter, weil weniger Melatonin ausgeschüttet wird.

Dabei bestimmt die genetische Veranlagung, ob jemand eine »Eule« oder eine »Lerche« ist, also ein nachtaktiver Mensch mit Hang zum langen Schlafen oder ein Frühaufsteher, der abends früh müde wird und »mit den Hühnern« zu Bett geht. Jeder Mensch jedoch braucht Ruhe und Aktivität – im Einklang mit seiner individuellen Veranlagung wie mit den Rhythmen der Natur! Wir Menschen haben einen genetisch vorgegebenen Rhythmus aus jeweils 90 Minuten Aktivität und 20 Minuten Pause – wenn dieser Rhythmus auf Dauer unbeachtet bleibt und die natürlichen Bedürfnisse ständig übergangen werden, kann das zu massiven Störungen der Konzentrationsfähigkeit und des Immunsystems führen (siehe ab Seite 14).

DIE RHYTHMEN UNSERES ALLTAGS

Die Chronobiologie, die Lehre von der zeitlichen Organisation der körperlichen Vorgänge und dem Verhalten von Lebewesen, beschäftigt sich mit regelmäßig wiederkehrenden Zuständen und Veränderungen. Die wichtigsten ineinandergreifenden Rhythmen sind die folgenden:

> **Infradiane Rhythmen:** länger als 24 Stunden, wie Jahre, Jahreszeiten, Monate. In diesen Rhythmen finden Heilungs-, Wachstums- und Fortpflanzungsprozesse statt.

> **Zirkadiane Rhythmen:** etwa ein Tag. Darunter fallen zum Beispiel Ebbe und Flut sowie der Schlaf-wach-Rhythmus und die Stoffwechselaktivität von Lebewesen.

> **Ultradiane Rhythmen:** mehrmals bis vielfach täglich wiederkehrende Ereignisse wie Mahlzeiten, Schlafphasen, Atmung, Herzschlag, Muskelkontraktionen und Nervenaktionen.

> Der **Menstruationszyklus** der Frau.

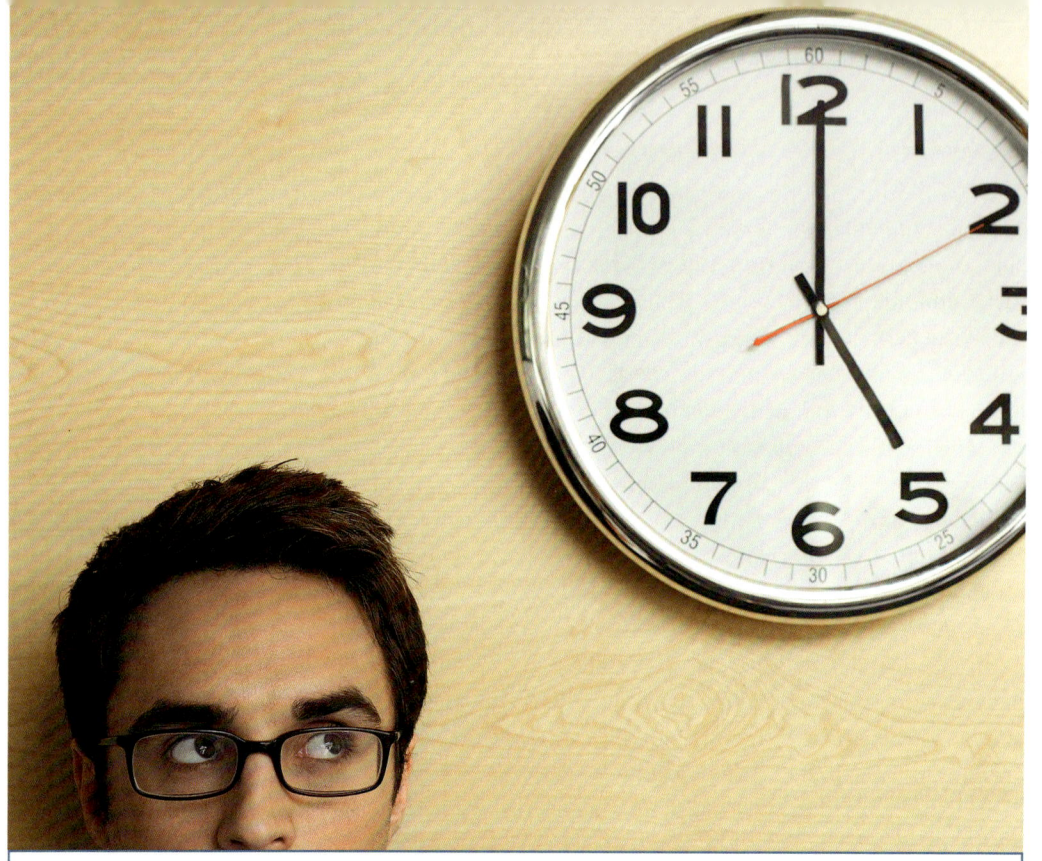

Zivilisation: Der Kampf gegen den eigenen Rhythmus

Wir sind es gewohnt, unabhängig zu sein, und so wird es auch von uns erwartet. Doch jeder Mensch ist tagaus, tagein mit unzähligen unsichtbaren Fäden mit seiner Umwelt verbunden. Ohne diese Verbindungen könnte der Mensch nicht existieren. Dazu gehören zum Beispiel Netzwerke wie Familie, Freunde und Kollegen, Verpflichtungen in Beruf und Freizeit, Hobbys und Interessen, Träume, Pläne und vieles mehr. Dazu gehören aber auch die Einflüsse der Natur und ihrer Rhythmen auf den Organismus.

Die soziale Uhr: ständiger »Jetlag«

Das naturgegebene Wechselspiel von Schlafen und Wachen, Anspannung und Entspannung, Essen und Fasten wird heutzutage mehr und mehr in den Hintergrund gedrängt – etwa, indem wir die Nacht zum Tag und den Tag zur Nacht machen. Schichtarbeit, künstliche Beleuchtung, langes Fernsehen am Abend und regelmäßige Kneipen- oder Disconächte, Fernreisen per Flugzeug und zu alledem noch die ständige Erreichbarkeit durch Internet und Mobiltelefon: Wir passen unsere Ruhe- und Wachzeiten nicht mehr dem Rhythmus von Hell- und Dunkelwerden an. Wir verausgaben uns körperlich, wenn der Körper eigentlich eine Erholungsphase bräuchte, und verschlafen die beste Aktivitätszeit des Tages. Wir essen, wenn wir eigentlich keinen Hunger haben, oder ohne uns Zeit zum bewussten Genießen zu nehmen. Durch all das kann die Diskrepanz zwischen innerer und äußerer Uhr so ausgeprägt werden, dass wir – ähnlich wie nach einer Fernreise über mehrere Zeitzonen – im Alltag in eine Art Jetlag geraten.

Zahlreiche Beschwerden

Eigentlich verfügt der Mensch über eine hervorragende Anpassungsfähigkeit an die Anforderungen seiner Umwelt. Doch wird diese durch unsere heutige Lebensweise oft überstrapaziert. Die Folgen sind unter anderem Schlafstörungen, Verspannungen, Herz-Kreislauf-Probleme und Stoffwechselstörungen, auf der geistigen Ebene schlechte Laune, Unkonzentriertheit, Mattigkeit und Müdigkeit. Wir werden allgemein krankheitsanfälliger und verlieren an Leistungsfähigkeit.

Dem natürlichen Wechselspiel von Ruhe und Aktivität – die Chinesen nennen es Yin und Yang (siehe ab Seite 21) – kann sich der Mensch letztlich nicht entziehen. Um gesund zu bleiben, muss er immer wieder in seinen Mittelpunkt, zur inneren Harmonie mit der Umwelt zurückgelangen.

GU-ERFOLGSTIPP

»SANFTE« ZEITUMSTELLUNG

Der dauernde Stress, dem wir unseren Organismus mit unseren Lebensgewohnheiten aussetzen, wirkt sich besonders bei der Zeitumstellung von Sommer- zu Winterzeit und umgekehrt aus. Passen Sie sich über mehrere Tage im Voraus an: Verlegen Sie die Zeiten für Zubettgehen, Aufstehen und Mahlzeiten allmählich vor beziehungsweise zurück.

Hormone und Nerven steuern den Rhythmus

Unser Körper reagiert auf die Einflüsse der Umwelt – wärmendes Sonnenlicht oder Kälte, Tag oder Nacht, Stress oder Zufriedenheit im Berufs- und Privatleben. Hormone und Nervensystem versuchen Aktivitäts- und Erholungsphasen so zu regulieren, dass der Mensch leistungsfähig bleibt. Es handelt sich dabei um ein sehr komplexes System der Wechselwirkungen zwischen dem Gehirn und dem Nervensystem, der Hirnanhangsdrüse (Hypophyse), den Nebennieren, der Schilddrüse, den inneren Organen und den Geweben. Ständig werden im Gesamtsystem Defizite ausgeglichen und Überschüsse abgebaut. Hier zeigt sich auch überaus deutlich, dass Körper, Geist und Seele eine Einheit bilden: Stimmungen und Gefühle bewirken hormonelle Veränderungen, und diese wiederum haben Auswirkungen auf die Seele.

Melatonin, Cortisol und Serotonin

Unter den Hormonen interessiert uns vor allem das Melatonin. Es wird in der Zirbeldrüse im Gehirn vor allem nachts freigesetzt, während es tagsüber unter dem Einfluss des Lichts über die Netzhaut des Auges blockiert wird. Es ist der hormonelle Zeitgeber, der indirekt auch Alterungsprozesse aufhalten oder beschleunigen kann. Ein hoher Melatoninspiegel durch Lichtmangel führt tagsüber zu Müdigkeit und nachts zu Schlafstörungen. Im Alter wird weniger Melatonin produziert – das kann zu geringerem Schlafbedürfnis, Schlaf- und Gedächtnisstörungen sowie Depressionen führen. Der Gegenspieler des Melatonins ist der Stimmungsaufheller Serotonin – ein Botenstoff im Gehirn (Neurotransmitter), der den Informationsaustausch zwischen den Gehirnzellen ermöglicht. Es wirkt antriebssteigernd und wird bei Tageslicht und in den sonnenreichen Sommermonaten gebildet. Auch sehr helle Raumbeleuchtung kann seine Produktion fördern, wie bei der Lichttherapie. Stimmungsschwankungen und Depressionen können die Folge eines Serotoninmangels sein. Durch Kohlenhydrate wie Zucker oder Gebäck lässt sich die Menge des Serotonins im Organismus kurzfristig erhöhen, deshalb naschen wir im Winter so gern Süßes. Eine bessere Möglichkeit zum Ausgleich ist körperliche

Aktivität: Sie regt die Bildung von Serotonin und einigen anderen Hormonen an, welche die Stimmung positiv beeinflussen und auch depressive Symptome verschwinden lassen.

Auch das Aktivitätshormon Cortisol begegnet uns im Zusammenhang mit Störungen der inneren Uhr immer wieder. Wenn wir aus dem Rhythmus geraten sind – etwa durch chronischen Stress und Schlafmangel –, verhindert das Cortisol, dass wir nach Phasen der Anspannung wieder in den Ruhemodus gelangen. Dann sind wir dauerhaft angespannt, fühlen uns tagsüber müde und abgeschlagen, können aber abends nicht einschlafen. Der Körper kann sich nie vollständig regenerieren. Die Folge sind »Zivilisationskrankheiten« wie Übergewicht, Diabetes, Bluthochdruck, erhöhte Blutfettwerte, begleitet immer häufiger vom Burnout-Syndrom. Auch schwere Krankheiten wie Krebs können durch einen chronischen Schlafmangel begünstigt werden.

DER RHYTHMUS UNSERER LEISTUNGSFÄHIGKEIT

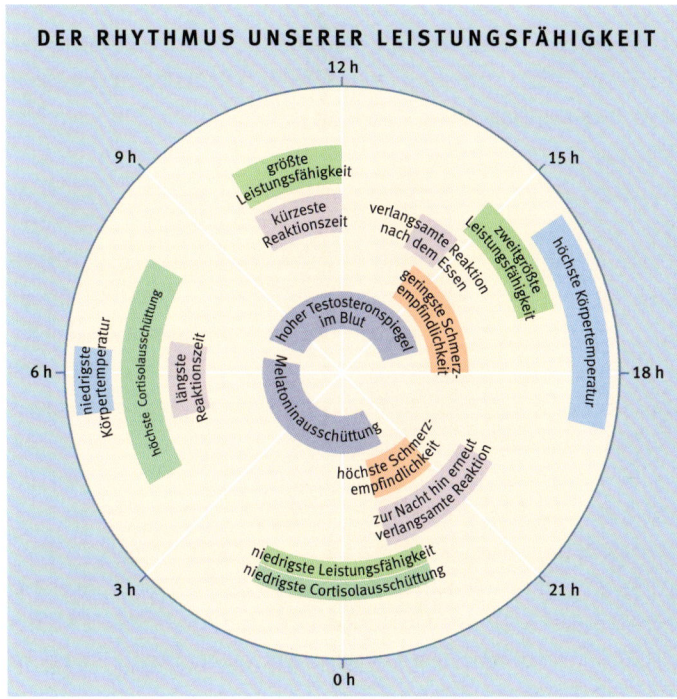

Die Hormone bestimmen im Tagesverlauf, wie leistungsfähig wir sind. Was Sie zu welcher Tageszeit am besten tun und lassen, lesen Sie ab Seite 49 sowie im Folder. Die Hormone Cortisol und Testosteron (auch Frauen haben es, aber bei ihnen hat es eine geringere Bedeutung als bei Männern) sind unsere Aktivitätshormone. Das Melatonin hingegen lässt uns tief und fest schlafen und reguliert unseren Schlaf-wach-Rhythmus.

HELLWACHES NERVENSYSTEM
Außer einem aus dem Ruder gelaufenen Schlaf-wach-Rhythmus können zahlreiche typische Gewohnheiten unserer Zivilisation den »Aktivitätsnerv« übermäßig stimulieren. Dazu gehören der Genuss von zu viel Alkohol und Koffein (aus Kaffee oder grünem und schwarzem Tee) sowie schweres oder spätabendliches Essen. Auch langes Fernsehen oder Computerarbeit bis tief in die Nacht regen das Nervensystem an und verhindern so einen guten Schlaf.

Sympathikus und Parasympathikus

Dies sind zwei bedeutende Teile des vegetativen Nervensystems, also desjenigen Teils unseres Nervensystems, der von der Natur festgelegte Abläufe im Körper regelt und nicht willentlich beeinflussbar ist. Sympathikus und Parasympathikus regulieren dabei das Verhältnis zwischen Ruhe und Aktivität.

Der Parasympathikus regelt die meisten inneren Organe, den Stoffwechsel und den Blutkreislauf. Man bezeichnet ihn auch als Ruhenerv, da er dem Organismus die nötigen Regenerations- und Aufbaupausen und den Schlaf beschert. Sein Gegenspieler, der Sympathikus, bewirkt dagegen eine Leistungssteigerung und wird vor allem bei Angriffs- oder Fluchtsituationen aktiv. Der Sympathikus sorgt auch dafür, dass im Körper die Stresshormone Adrenalin und Noradrenalin ausgeschüttet werden, welche seine aktivitätssteigernde Wirkung noch verstärken. Durch ihre gegensätzliche Wirkung ermöglichen die beiden Gegenspieler normalerweise eine feine Steuerung der Organe.

Heutzutage befinden sich jedoch sehr viele Menschen im Dauerstress und damit in einem dauernd erhöhten »Sympathikotonus«: Ihr Sympathikus gewinnt die Oberhand, während der Parasympathikus dabei in der Regel zu kurz kommt.

Wir können die beiden Gegenspieler nicht direkt beeinflussen, haben es aber sehr wohl in der Hand, das Gleichgewicht zwischen ihnen wiederherzustellen: indem wir versuchen, wieder unserem natürlichen Rhythmus zu folgen.

Unsere Nahrung: oft nicht »zeitgemäß«

In unserem Tageslauf essen wir oft in Hektik oder nebenbei, außerdem zu ungünstigen Zeiten oder das Falsche für die Tageszeit. Mehr dazu lesen Sie bei den einzelnen Organen ab Seite 49. Aber nicht nur unseren natürlichen Tagesrhythmus stellen wir heute oft völlig auf den Kopf, sondern auch den längeren Rhythmus der

Jahreszeiten – dafür müssen wir nicht wochenlange Fernreisen antreten, es »reicht« oft schon unsere Nahrungsauswahl.

Die Jahreszeit bestimmte in früheren Zeiten, was es zu essen gab: Sprossengemüse im Frühling, zarte Blätter, Wurzeln und Beeren im Frühsommer, saftiges Fruchtgemüse und Obst im Hochsommer und frühen Herbst. Für den Winter blieb, was sich lagern ließ oder winterhart war, wie Getreide, Äpfel, Kohl und Rüben.

Heute hat sich das dramatisch verändert: Erdbeeren gibt es auch im Dezember, Äpfel im März, Tomaten das ganze Jahr über. Der Anbau in südlichen Breiten und in den riesigen, mit Plastik überzogenen Landschaften in Südeuropa sowie ein ausgeklügeltes Transportsystem machen es möglich. Zudem haben Fastfood und Fertiggerichte, Konserven und Snacks bei uns Hochkonjunktur.

Wenn wir nicht mehr auf frische, regionale Waren achten, verzichten wir jedoch auf die wunderbaren Aromen und Düfte reif geernteter Naturprodukte sowie auf einen guten Gehalt an Vitaminen und den so wichtigen sekundären Pflanzenstoffen. Wir nehmen eine hohe Düngemittel- und Pestizidbelastung in Kauf, ebenso eine negative »Ökobilanz« durch die langen Transportwege. Wir bringen uns um den herrlichen Genuss, im Frühjahr die erste, tiefrote Erdbeere zu essen und im Spätsommer in einen frisch gepflückten, aromatischen Apfel zu beißen. Wir hören nicht mehr darauf, was unser Körper eigentlich gerade verlangt.

GU-ERFOLGSTIPP: SAISONGERECHT ESSEN HILFT DEM KÖRPER

Jede Jahreszeit hat einige Lebensmittel zu bieten, die gerade in diesen Monaten besonders gut tun. Verzichten Sie nicht auf die bunte »Hausapotheke der Natur«!

> **Im Frühjahr:** Sprossen, grünes Gemüse wie zarter Blattspinat, Brunnenkresse, Pilze und Spargel.
> **Im Sommer:** Gemüse, Salate und Früchte wie Tomaten, Kürbis, Löwenzahn, Erdbeeren und Wassermelonen.
> **Im Herbst:** Nüsse, Birnen, Äpfel und Zitrusfrüchte, am besten säuerliche Sorten, außerdem Milchprodukte und Honig.
> **Im Winter:** Sesam, Pilze, Lauch, Nüsse, Wurzelgemüse, außerdem Eiweiß und Fett in Form von Fleisch und Fisch.

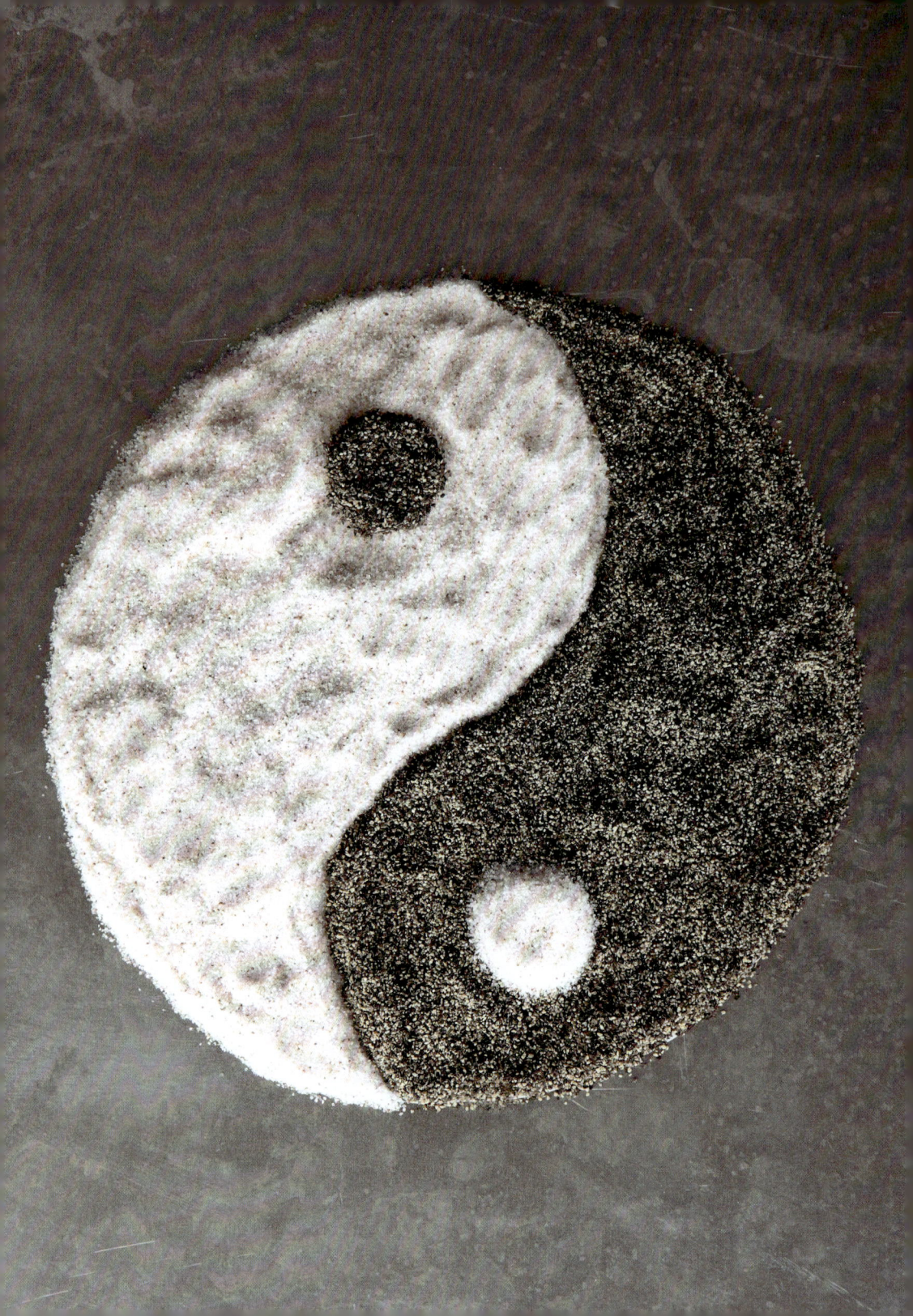

DIE ZEIT IN DER ORGANUHR

In der Traditionellen Chinesischen Medizin hat man seit jeher einen engen Bezug zu den Rhythmen des Lebens. Glück und Gesundheit bedeuten dort, diesen natürlichen Rhythmen zu folgen.

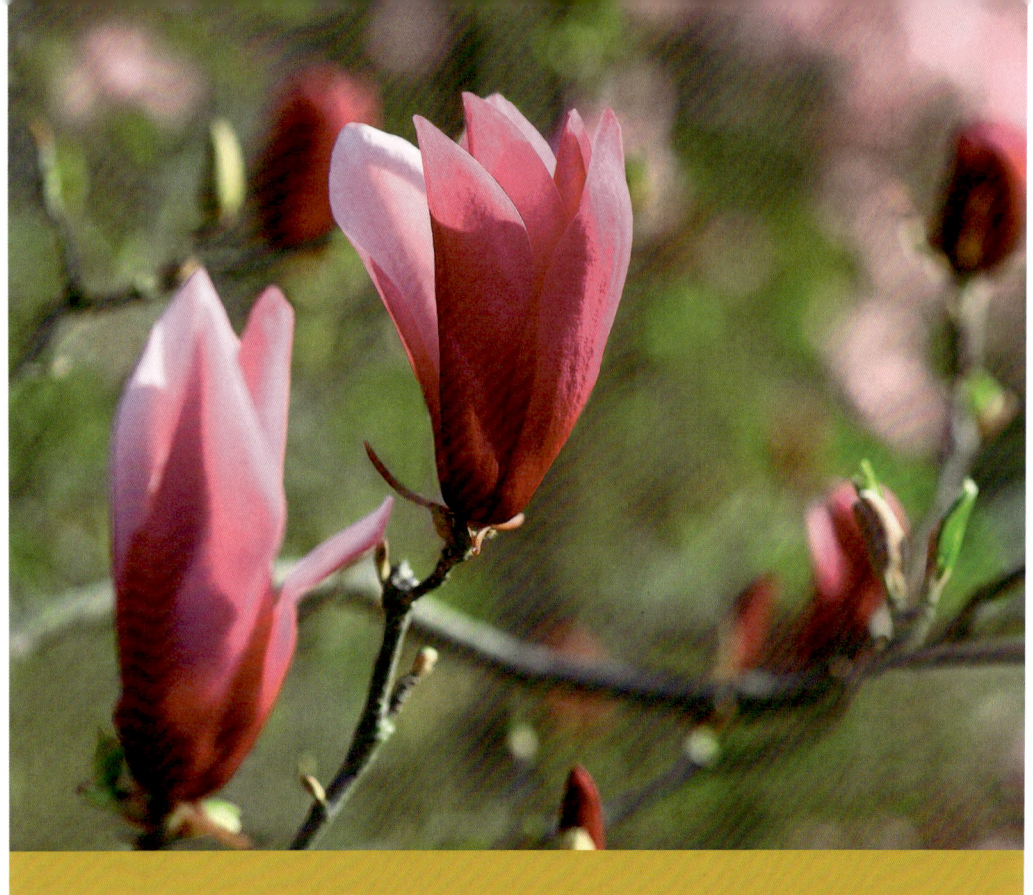

Der natürliche Rhythmus

Der Himmel bestimmt mit dem Lauf der Gestirne, vor allem von Sonne und Mond, den Ablauf und die Ordnung der Zeit – eine göttliche Dimension des Daseins. Entsprechend war im alten China die Erstellung eines Kalenders die hoheitliche Aufgabe des Kaisers – er hatte dafür Sorge zu tragen, dass Himmel, Erde und die Menschen in Harmonie zueinander standen. Nur bei einem Gleichklang des Laufes der Welt waren die Gesellschaft und auch der einzelne Mensch gesund.

Vor über zweitausend Jahren haben die chinesischen Ärzte und Naturforscher festgestellt, dass auch die Energien des Menschen innerhalb von 24 Stunden einem regelmäßigen Rhythmus unterliegen. Ein gesundes Leben bedeutete, im Einklang mit der natürlichen Zeit zu leben. In der chinesischen Heilkunde haben die Ärzte seit jeher ihr diagnostisches und therapeutisches System auf genauester Beobachtung des Menschen aufgebaut.

Yin und Yang: sich ergänzende Pole

Um das Prinzip der Organuhr deutlich zu machen, müssen zunächst diese beiden Grundbegriffe der chinesischen Philosophie und Medizin erklärt werden. Licht und Schatten, Tag und Nacht, Freude und Trauer, Schlafen und Wachen, Einatmen und Ausatmen: Alles hat zwei Seiten – alle Ereignisse und Sachverhalte sind das Ergebnis zweier gegensätzlicher Kräfte. Ohne die eine Kraft wäre die andere nicht vorstellbar. Für diese schlichte Wahrheit steht das Yin-und-Yang-Symbol (siehe Foto Seite 20), dessen Ursprünge in den grauen Vorzeiten der chinesischen Kultur liegen.

Ein Bild, das Bewegung symbolisiert

Das Yin-und-Yang-Symbol bildet keinen statischen Sachverhalt ab. Es bedeutet vielmehr: Wenn das Dunkle weicht, kommt das Helle, wenn das Schwache weicht, kommt das Starke. Schwarz repräsentiert in diesem Symbol Yin – das Weibliche, Dunkle, die Ruhe und das Vergehen. Weiß steht für Yang – das Männliche, Helle, die Aktivität und das Werden. Die beiden Seiten sind untrennbar miteinander verbunden, und jede enthält bereits den Keim des jeweils anderen – Letzteres symbolisieren die beiden kleinen Punkte.

Yin und Yang in der chinesischen Medizin

In der chinesischen Medizin berücksichtigt man noch heute, dass die Natur im ständigen Wandel ist und zyklischen Rhythmen folgt, dass Yin und Yang den universellen Prozess einer sich dauernd verändernden Wirklichkeit repräsentieren.
Der Himmel ist Yang, die Erde ist Yin. Diese Polarität bestimmt unser Dasein – wir müssen mit den Beinen fest auf dem Boden stehen,

WENDEPUNKTE

Winter- und Sommersonnenwende waren in der chinesischen Mythologie die Zeiten des absoluten Yin und Yang. Einem alten Ritualbuch zufolge begegneten sich zu den Übergangszeiten am 21. März und 21. September (Tagundnachtgleiche) die Frauen (Yin) und Männer (Yang) einer Dorfgemeinschaft zum Tanz und suchten sich dort ihre Ehepartner aus.

um uns bewegen und um leben zu können. Wir brauchen Yin, die Ruhe, Regeneration und Beständigkeit der Erde, um Yang, unser Denken und unsere Kreativität, voll nutzen zu können. Im menschlichen Körper haben alle Funktionen einen Yin-Anteil und einen Yang-Anteil. Yang bedeutet dabei stets Aktivität, Bewegung und Wärme, Yin Ruhe, Substanz und Kühlung.

Beim gesunden Menschen halten sich diese beiden Kräfte gegenseitig im Gleichgewicht. Wird aber einer der beiden Aspekte überbeansprucht, gerät das System durcheinander. Die Traditionelle Chinesische Medizin definiert also Gesundheit als Ausgeglichenheit zwischen Yin und Yang. Diese ist aber nicht als ein statisches Gleichgewicht zu verstehen: Gesundheit und Wohlbefinden sind innerhalb der natürlichen Rhythmen (siehe Seite 22) durchaus Schwankungen ausgesetzt, die aber normalerweise im Organismus ständig ausgeglichen werden.

Kritisch wird es, wenn wir das Ungleichgewicht permanent verstärken. Dies tun zum Beispiel sehr viele von uns, indem sie über Jahre hinweg das Ruhebedürfnis (Yin) von Körper und Geist zugunsten der Aktivität (Yang) missachten.

Die Energiegewinnung des Menschen

Die chinesische Medizin versteht das Energiesystem des Menschen als ein Netzwerk zwischen innen und außen. Von den beiden Polaritäten Himmel und Erde bekommt der Mensch seine Lebenskraft, welche die alten chinesischen Ärzte Qi nannten. Diese Lebensenergie wird gespeist aus allem, was wir aus der Umwelt aufnehmen: Jeglicher »Input« kann als materielle oder geistig-seelische Nahrung verarbeitet oder auch als überflüssig wieder ausgeschieden werden. Das System zur Energiegewinnung des Menschen ist ausgesprochen effektiv, selbst denaturierte Nahrung wie Fastfood oder sogar völlig fremde, künstlich hergestellte Substanzen kann es meist erstaunlich problemlos verwerten.

Das Qi sorgt dafür, dass der Mensch leben, wachsen und sich fort-pflanzen kann. Die Traditionelle Chinesische Medizin hat die Energiegewinnung bestimmten Organen zugeordnet (siehe ab Seite 49). Anders als in der westlichen Medizin werden hier glei-chermaßen Nahrungsmittel und geistige Kost verarbeitet. So kann uns eine schlechte Nachricht ebenso den Appetit verderben wie ein verdorbener Nudelsalat! Umgekehrt führen bei Erkrankungen Freude und schöne Erlebnisse oft zu einer Besserung der Be-schwerden. Diese Zusammenhänge finden bei westlichen Medizi-nern allmählich immer mehr Beachtung – in der Traditionellen Chinesischen Medizin sind sie seit jeher ein selbstverständlicher Bestandteil von Heilkunde und gesundem Lebensstil.

Wenn das Qi nicht mehr fließt

Solange unsere Lebensenergie, das Qi, ungehindert durch unseren gesamten Körper fließen kann, fühlen wir uns gesund, lebensfroh und leistungsfähig. Wenn der Energiefluss dagegen gestört ist, merken wir das an Schmerzen und Einschränkungen oder Blocka-den in Körper, Geist und Seele.

ZANG- UND FU-ORGANE

Nach der chinesischen Auffassung gibt es zwei unterschiedliche Organ-qualitäten: Die Zang-Organe Lunge, Leber, Herz, Milz, Perikard und Nie-re sind Energiezentralen, die das Qi bereitstellen und lenken. Diese Organe sind dem Yin zugeordnet (siehe Seite 23).
Die Fu-Organe Gallenblase, Blase, Magen, Dickdarm, Dünndarm und Dreifacherwärmer transportieren Qi und Flüssigkeiten von den Zang-Organen weg oder zu ihnen hin. Sie sind dem Yang zugeordnet. Peri-kard und Dreifacherwärmer sind keine Organe im westlichen Sinne. Sie haben besondere Aufgaben: Das Perikard, auch Herzbeutel ge-nannt, schirmt uns zum Beispiel bei emotionalen Angriffen und see-lischen Verletzungen ab. Der Drei-facherwärmer (Sanjiao) ist für die Flüssigkeits- und Wärmeverteilung im Körper zuständig.

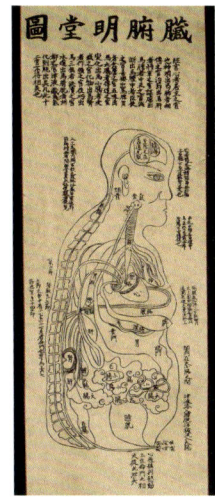

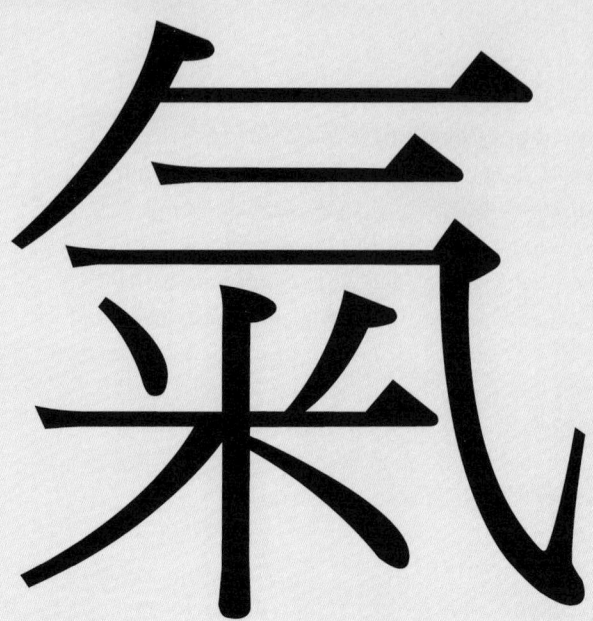

Das Qi auf seinem Weg durch die Organe

Chinesische Heiler und Forscher kamen schon früh zu der Erkenntnis, dass das Befinden des Menschen sich in einem Rhythmus von zwei Stunden verändert, synchron mit den zwölf Doppelstunden der chinesischen Zeitmessung. Die Erkenntnisse der modernen Chronomedizin bestätigen dies. Nach dem Verständnis der Chinesen zirkuliert die Lebenskraft Qi (das Schriftzeichen auf unserem Foto) in einem 24-Stunden-Rhythmus durch die Leitbahnen unserer Lebensenergie, die Meridiane (siehe Seite 36).

Der Energiekreislauf des Qi

Über die Meridiane versorgt der Strom des Qi den gesamten Organismus mit der Lebensenergie, die in den kleinen Kraftwerken des Körpers, den zwölf Organen der chinesischen Organuhr, hergestellt wurde (siehe Kasten unten). Diese Organe stehen zwar auch für das jeweilige Organ selbst, stellen aber gleichzeitig jeweils ein bestimmtes Prinzip dar. Sie sind Repräsentanten von körperlichen und seelischen Eigenschaften.

Jedes Organ ist einer dieser Hauptleitbahnen zugeordnet. In jeweils zwei Stunden werden eine Leitbahn und das zugehörige Organ mit einem Maximum an Qi versorgt: So hat zum Beispiel zu Beginn des Tages der Magen das meiste Qi und kann so ein üppiges Frühstück verarbeiten. Jeweils zwölf Stunden später ist für das jeweilige Organ ein Minimum an Energie erreicht. Der Abend ist also keine gute Zeit für üppiges Essen.

Der Energiekreislauf des Qi unterliegt einem 24-stündigen Rhythmus. Je nachdem, zu welcher Tageszeit ein Problem regelmäßig auftritt beziehungsweise sich verstärkt, werden die Beschwerden in der Traditionellen Chinesischen Medizin einem entsprechenden Organ zugeordnet.

DIE CHINESISCHE ORGANUHR

Für die Zirkulation des Qi durch die Organe hat sich bei uns seit Langem die Darstellung als »Organuhr« eingebürgert. Es handelt sich dabei aber eigentlich nicht um ein Zifferblatt, sondern vielmehr um ein Zeitdiagramm, in dem jedes Feld zwei Stunden darstellt (siehe Umschlag). Ganz oben steht die Eins für ein Uhr. Wir starten aber mit der Lungenzeit, da sich der Organismus dann für den neuen Tag bereit macht.

> 3 bis 5 Uhr: Lunge (ab Seite 50)
> 5 bis 7 Uhr: Dickdarm (ab Seite 58)
> 7 bis 9 Uhr: Magen (ab Seite 64)
> 9 bis 11 Uhr: Milz (ab Seite 70)
> 11 bis 13 Uhr: Herz (ab Seite 76)
> 13 bis 15 Uhr: Dünndarm (ab Seite 82)
> 15 bis 17 Uhr: Harnblase (ab Seite 88)
> 17 bis 19 Uhr: Niere (ab Seite 94)
> 19 bis 21 Uhr: Perikard (ab Seite 100)
> 21 bis 23 Uhr: Dreifacherwärmer (ab Seite 106)
> 23 bis 1 Uhr: Gallenblase (ab Seite 112)
> 1 bis 3 Uhr: Leber (ab Seite 118)

CHECKLISTE: STÖRUNGEN DER ORGANE ERKENNEN

Bitte beantworten Sie folgende Fragen ganz spontan. Sie können auch mehrere Möglichkeiten ankreuzen. Fragen, denen Sie keine eindeutige Antwort zuordnen können, lassen Sie einfach aus.

Wenn Sie Ihren Tag völlig frei einteilen könnten, wann würden Sie dann aufstehen?

8.00	9.00	10.00	11.00
C	D	D	E

Wenn Sie Ihren Abend völlig frei gestalten könnten, wann würden Sie dann zu Bett gehen?

18.00	19.00	20.00	24.00
H	I	I	L

Wann treiben Sie am liebsten Sport?

13.00–15.00	15.00-17.00	17.00–19.00	19.00–21.00	21.00–23.00
F	G	H	I	K

Ist Ihr Geist statt zur »naturgegebenen« Zeit (9.00–11.00) zu einer dieser Zeiten am aktivsten?

5.00–7.00	11.00–13.00	13.00–15.00	15.00–17.00	17.00–19.00	19.00–21.00	21.00–23.00
B	E	F	G	H	I	K

Zu welcher Tageszeit fühlen Sie sich insgesamt am wenigsten gut?

3.00–5.00	5.00–7.00	7.00–9.00	9.00–11.00	11.00–13.00	13.00–15.00	15.00–17.00	17.00–19.00	19.00–21.00	21.00–23.00	23.00–1.00	1.00–3.00
A	B	C	D	E	F	G	H	I	K	L	M

Zu welcher Tageszeit treten körperliche Beschwerden gegebenenfalls gehäuft auf?

3.00–5.00	5.00–7.00	7.00–9.00	9.00–11.00	11.00–13.00	13.00–15.00	15.00–17.00	17.00–19.00	19.00–21.00	21.00–23.00	23.00–1.00	1.00–3.00
A	B	C	D	E	F	G	H	I	K	L	M

Zu welchen Zeiten wachen Sie nachts gegebenenfalls regelmäßig auf?

23.00	24.00	1.00	2.00	3.00	4.00	5.00
L	L	M	M	A	A	B

Bei welchem Wetter fühlen Sie sich nicht gut oder sogar richtig schlecht?

kalt	heiß	feucht	trocken	windig
H	E	D	A	M

Zu welcher Jahreszeit ist Ihre Stimmung am häufigsten schlecht?

Frühling	Hochsommer	Spätsommer	Herbst	Winter
M	E	D	A	H

Zu welcher Jahreszeit ist Ihre soziale Aktivität am geringsten?

Frühling	Hochsommer	Spätsommer	Herbst	Winter
M	E	D	A	H

Zu welcher Jahreszeit haben Sie am wenigsten Energie?

Frühling	Hochsommer	Spätsommer	Herbst	Winter
M	E	D	A	H

Kreuzen Sie an, was auf Sie zutrifft:

> Fällt es Ihnen morgens schwer aufzustehen? A

> Fehlt Ihnen morgens der Appetit? C

> Lehnen Sie scharfes Essen ab? A

> Lehnen Sie süßes Essen ab? D

> Lehnen Sie bitteres Essen ab (wie Chicorée oder Endivien)? E

> Lehnen Sie salziges Essen ab? H

> Lehnen Sie saures Essen ab? M

> Leiden Sie unter schweren, geschwollenen Beinen, besonders im Sommer oder nach langem Sitzen? D

> Haben Sie oft ein Völlegefühl im Oberbauch, also über dem Bauchnabel? C und M

> Besteht die Neigung zu Durchfall oder sehr breiigen Stühlen? B und D

> Neigen Sie zu Verstopfung? B

> Haben Sie Schwierigkeiten bei der Verdauung von Rohkost? D

> Leiden Sie unter schwachem Bindegewebe? D

> Haben Sie oft ohne Grund ein benebeltes Gefühl im Kopf? C und D

> Leiden Sie unter Konzentrationsstörungen? D und E

> Werden Sie häufiger von Pilzinfektionen geplagt? A und B und D

> Neigen Sie zu Gewebezysten? D

> Haben Sie oft kalte Extremitäten? D und E und H

> Gehen Ihnen zu viele Gedanken im Kopf herum? D und M

> Machen Sie sich zu viele Sorgen um andere Menschen? D

> Bekommen Sie Luftnot, wenn Sie mehr als drei Etagen Treppen hochlaufen? **A**

> Sind Sie infektanfällig? **A** und **B**

> Haben Sie schlecht heilende Wunden, trockene Haut oder Ekzeme? **A** und **B**

> Sind Husten, Asthma oder Heuschnupfen ein Problem? **A**

> Leiden Sie unter verstopfter Nase oder häufiger vereiterten Nasennebenhöhlen? **A** und **B**

> Sind Festhalten oder Loslassen in der Beziehung ein problematisches Thema für Sie? **A** und **B**

> Werden Sie öfter von traurigen Gedanken geplagt? **A**

> Leiden Sie unter prämenstruellem Syndrom oder generell unter Menstruationsbeschwerden? **M**

> Leiden Sie unter Wechseljahrebeschwerden? **H**

> Haben Sie ein Wärmegefühl am Oberkörper, vor allem ein heißes Gesicht oder heiße Augen? **E** und **M**

> Leiden Sie an Blähungen, Völlegefühl, Übelkeit, besonders nach dem Essen fetthaltiger Lebensmittel? **C** und **L**

> Haben Sie Schwierigkeiten bei der Fettverdauung? **L**

> Sind schwache Sehnen, Bänder oder Muskeln ein Problem? **M**

> Haben Sie öfter Kopfschmerzen an den Schläfen oder am Scheitel? **L**

> Leiden Sie unter Appetitlosigkeit bei Stress? **C** und **M**

> Sind Sie von Nackenverspannungen geplagt? **L** und **M**

> Werden Ihre Beschwerden vor allem am Wochenende oder in Langeweilephasen stärker? **M**

> Kennen Sie (unmotivierte) Wutausbrüche an sich, verspüren oft Gereiztheit oder Wut? **L** und **M**

> Fühlen Sie sich öfter wütend, aggressiv oder ungeduldig? **M**

> Können Sie sich schlecht entscheiden und zögern oft? **L**

> Ist Pünktlichkeit ein Problem für Sie? **L**

> Sind Sie öfter bedrückt? **E**

> Begleitet Sie ein dauerndes Frustrationsgefühl? **M**

> Haben Sie Einschlafstörungen? **M**

> Haben Sie ein vermehrtes Schlafbedürfnis? **A** und **E**

> Haben Sie Kontaktprobleme? **E**

> Verspüren Sie oft Müdigkeit und Lustlosigkeit? **E** und **H**

> Haben Sie Sprachstörungen? **E**

> Leiden Sie unter ausgeprägtem Achselschweiß? **E**

> Leiden Sie unter kalten Händen? **E**

> Spielt die Moral eine große Rolle für Sie? **F**

> Leiden Sie unter Aphthen oder Lippenherpes? **E** und **F**

> Bekommen Sie bei emotionaler Überlastung Blasenentzündung? **F**

> Haben Sie Koliken um den Nabel herum? **F**

> Fühlen Sie sich oft schutzlos? **I**

> Wünschen Sie sich öfter ein dickes Fell? `I`
> Leiden Sie unter Übelkeit bei Stress? `M` und `I`
> Kennen Sie Flugangst? `H` und `I`
> Leiden Sie unter Lampenfieber? `I`
> Haben Sie Schwellungen an Gesicht oder Händen? `K`
> Kennen Sie Hitzewallungen? `H` und `K`
> Leiden Sie unter ausgeprägt einseitigen Symptomen? `K`
> Haben Sie Rückenschmerzen, gerade im unteren und Lendenwirbelsäulenbereich? `H`
> Ist Ihre Libido nur gering ausgeprägt? `H`
> Verspüren Sie öfter eine Art innerer Kälte? `H`
> Müssen Sie häufig Wasser lassen? `H` und `G`
> Sind Sie oft ängstlich? `H`
> Fehlt Ihnen das Vertrauen in sich und Ihren Körper? `H`
> Ist Ihr Langzeitgedächtnis schlecht? `G`
> Leiden Sie unter Haarausfall? `H` und `M`
> Haben Sie Hörprobleme? `H`
> Leiden Sie unter Schwindel? `H` und `M`
> Sind Sie eifersüchtig? `G`
> Haben Sie einen ausgeprägten Harndrang? `G`
> Haben Sie tendenziell schlechte Zähne? `C` und `H`
> Haben Sie häufiger Blasenentzündung? `G`
> Leiden Sie unter mangelndem Selbstbewusstsein? `H`
> Haben Sie oft Sodbrennen? `C`
> Haben Sie ständig Durst? `C` und `H`
> Leiden Sie unter Mundgeruch? `C`
> Träumen Sie exzessiv? `M`

> Haben Sie im Hals ein Kloßgefühl? `M`
> Neigen Sie zu schlechten, brüchigen Nägeln und Haaren? `M`
> Sind Ihre Augen schlecht? `M`
> Leiden Sie unter Muskelzucken und Muskelkrämpfen? `L` und `M`
> Sind Sie geizig? `B`
> Sind Sie schüchtern? `E` und `I`

Auswertung: Je öfter Sie einen Buchstaben angekreuzt haben, desto höher ist die Wahrscheinlichkeit, dass im entsprechenden Organ eine energetische Disharmonie besteht. Aber auch wenn ein Buchstabe nur einmal vorkommt, sollten Sie dem Organ Ihre Aufmerksamkeit widmen.
Nicht immer können Sie die äußeren Bedingungen ändern – wohl aber können Sie jederzeit Ihren Organismus stärken und unterstützen, sodass er nicht mehr so heftig auf äußere Turbulenzen reagiert. Im vierten Kapitel dieses Buches (ab Seite 49) zeigen wir Ihnen viele Möglichkeiten, wie Sie in den »Zuständigkeitsbereichen« der einzelnen Organe Dysbalancen erkennen und wirkungsvoll behandeln können.

`A` Lunge (ab Seite 50)
`B` Dickdarm (ab Seite 58)
`C` Magen (ab Seite 64)
`D` Milz/Pankreas (ab Seite 70)
`E` Herz (ab Seite 76)
`F` Dünndarm (ab Seite 82)
`G` Blase (ab Seite 88)
`H` Niere (ab Seite 94)
`I` Perikard (ab Seite 100)
`K` Dreifacher Erwärmer (ab Seite 106)
`L` Gallenblase (ab Seite 112)
`M` Leber (ab Seite 118)

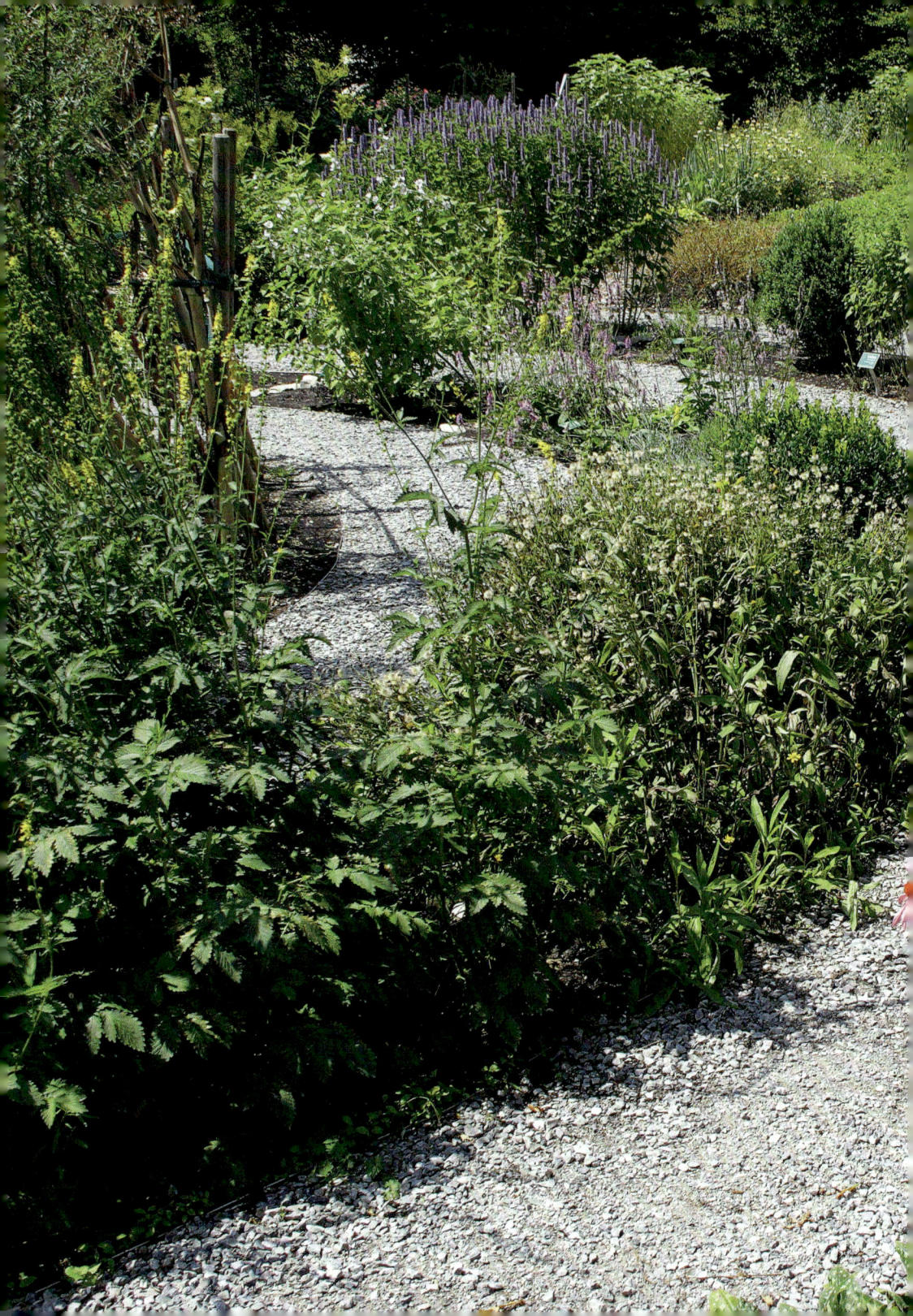

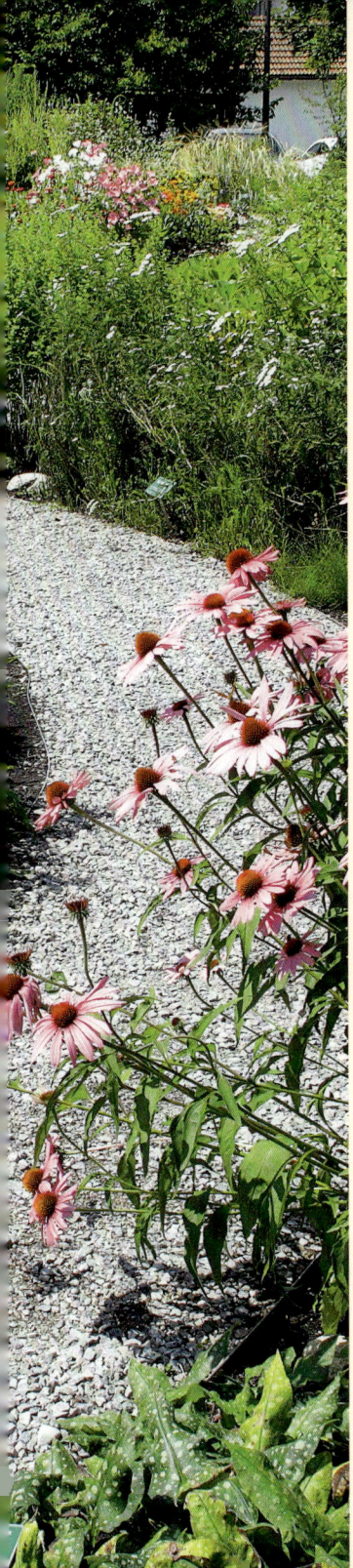

NATÜRLICHE HEILMITTEL NUTZEN

Den Einklang mit den natürlichen Rhythmen wiederherstellen: In diesem Kapitel eignen Sie sich das »Handwerkszeug« an, um mithilfe der Organuhr zu mehr Wohlbefinden und Gesundheit zu gelangen.

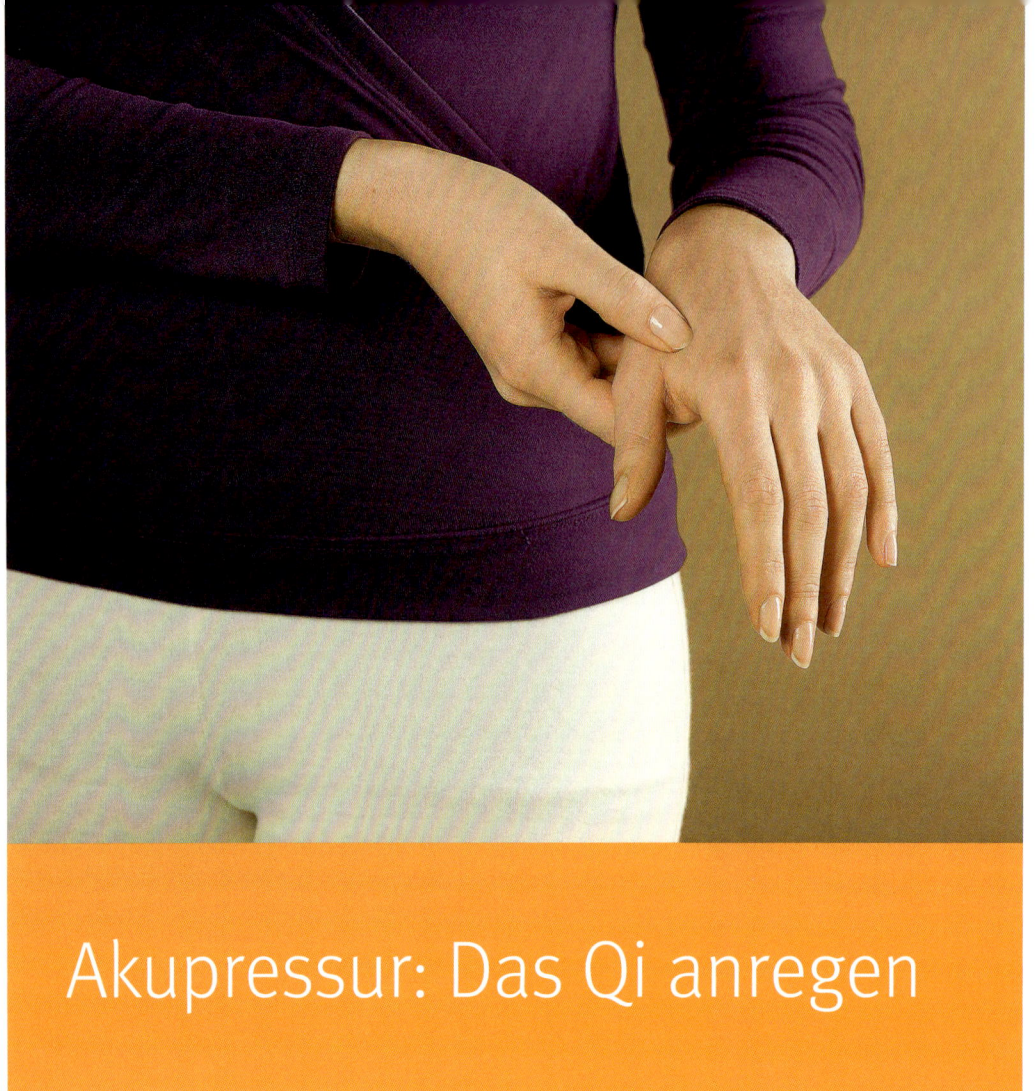

Akupressur: Das Qi anregen

Wenn unsere Lebensenergie, das Qi (siehe ab Seite 26), produziert ist, so ist es auch notwendig, dass jeder Millimeter unseres Organismus kontinuierlich und rund um die Uhr damit versorgt wird. Ist ein Bereich mangelhaft mit Qi durchströmt, kann dort eine schmerzhafte Blockade bis hin zu einer Krankheit entstehen. Das Verteilungsnetzwerk für die Lebensenergie ist das Leitbahnsystem, auch Meridiansystem genannt: Durch große und kleine »Straßen« fließt das Qi durch den menschlichen Körper.

Dabei versorgt es auf kleinsten Pfaden etwa die Hautregionen oder auf großen »Energieautobahnen« beispielsweise die Sinnesorgane. Auf seinem Weg durch den Körper hat das Qi außerdem immer wieder Kontakt mit den Produktionsstätten, den inneren Organen, die in der Traditionellen Chinesischen Medizin »Zangfu« genannt werden (siehe auch Seite 25). Auf den zwölf Hauptleitbahnen, den Meridianen, liegen bestimmte Punkte, an denen das Qi auf seinem Weg gelenkt werden kann und die inneren Organe bei Störungen gezielt beeinflusst werden können.

Die Energiezirkulation beeinflussen

Der Energiefluss im Körper muss tagaus, tagein garantiert sein. Innerhalb von 24 Stunden werden die einzelnen Teile des »Transportsystems« unterschiedlich von Qi durchströmt (siehe auch Seite 24). Das Leitbahnsystem verknüpft dabei innen und außen, oben und unten im Menschen. Gleichzeitig stellt es die Verbindung mit den Einflüssen aus unserer Umwelt dar – besonders mit denjenigen, welche direkt an der Grenzfläche stattfinden: an unserer Haut, auf der sich 365 wichtige Schalt- und Knotenpunkte befinden. Dadurch ist es dem Fachmann möglich, mit feinen Akupunkturnadeln oder per Moxibustion (gezielte Erwärmung der Akupunkturpunkte) den Energiehaushalt wieder in Harmonie zu bringen. Zur Selbstbehandlung eignet sich dagegen die noch ältere, ebenfalls sehr wirkungsvolle Akupressur, bei der die entsprechenden Punkte einfach mit dem Finger behandelt werden.

»VERNETZTES« MEDIZINISCHES DENKEN

Das System der Meridiane, der Energieleitbahnen unseres Körpers, und der jeweils zugehörigen Organe wurde im alten China rund 200 Jahre vor unserer Zeitrechnung gefunden. Damals wurde das ganze Land erstmalig geeint, und die Städte wurden durch ein umfassendes Netz aus Straßen und Kanälen verbunden. Im medizinischen Denken kam man gleichzeitig zu der Überzeugung, dass es auch im menschlichen Körper Verbindungen geben muss, die den Menschen mit Energie versorgen und am Leben erhalten.

Das Meridiansystem

Vor allem zwölf Hauptleitbahnen (Meridiane) und ein feines Netzwerk kleinerer Leitbahnen versorgen den Körper von Kopf bis Fuß mit Qi, unserer Lebensenergie.

PERFEKTE ENERGIE-VERSORGUNG
Ein sehr feines Netzwerk von Energieleitbahnen versorgt den Körper rund um die Uhr mit der Lebensenergie Qi.

In der schematischen Darstellung rechts sehen Sie den Verlauf der Hauptleitbahnen. Zusätzlich zu diesen gibt es acht sogenannte Wundermeridiane (nicht abgebildet) – dies sind Reservoirs der Lebensenergie, die in den Hauptleitbahnen strömt: Sie sammeln Energie, wenn diese reichlich strömt, um sie bei Bedarf abrufen zu können. Auf den »Wundermeridianen« liegen Spezialpunkte für die Akupunktur. Außerdem versorgt ein filigranes Netzwerk von Muskelleitbahnen und feinen »Luo«-Gefäßen (vergleichbar den Blutkapillaren) jeden Millimeter des Körpers.
Die Meridiane sind jeweils dem Yin- oder dem Yang-Prinzip zugeordnet (siehe Seite 23). Jeweils sechs Yin-Meridiane und sechs Yang-Meridiane befinden sich spiegelbildlich auf der linken und der rechten Körperhälfte. In unserer Abbildung sehen Sie die Yang-Meridiane links, die Yin-Meridiane rechts. Jeweils ein Yin- und ein Yang-Meridian korrespondieren miteinander (siehe Seite 38)
In der Körpermitte, der Symmetrieachse, gibt es zwei Energiegefäße: Das Lenkergefäß kontrolliert die sechs Yang-Meridiane, das Konzeptionsgefäß die sechs Yin-Meridiane.
Die Hauptleitbahnen sind zwar nach Organen benannt, sie versorgen aber keineswegs nur das entsprechende Organ und diese Region selbst. Beispielsweise ist der Herzmeridian auch für unsere Gefühle zuständig, der Blasenmeridian auch für psychische Belastungen sowie deren Folgen (»Ich mache mir in die Hose vor Angst«, »Das geht mir an die Nieren«).
Blockaden und Krankheiten entstehen dann, wenn über längere Zeit Yin oder Yang überwiegt und die Lebensenergie nicht mehr frei fließen kann. Mit Akupressur und den weiteren Hilfsmitteln, die wir Ihnen in diesem Kapitel vorstellen, können Sie Ihre Lebensenergie wieder zum Fließen bringen.

Gefäße und Meridiane

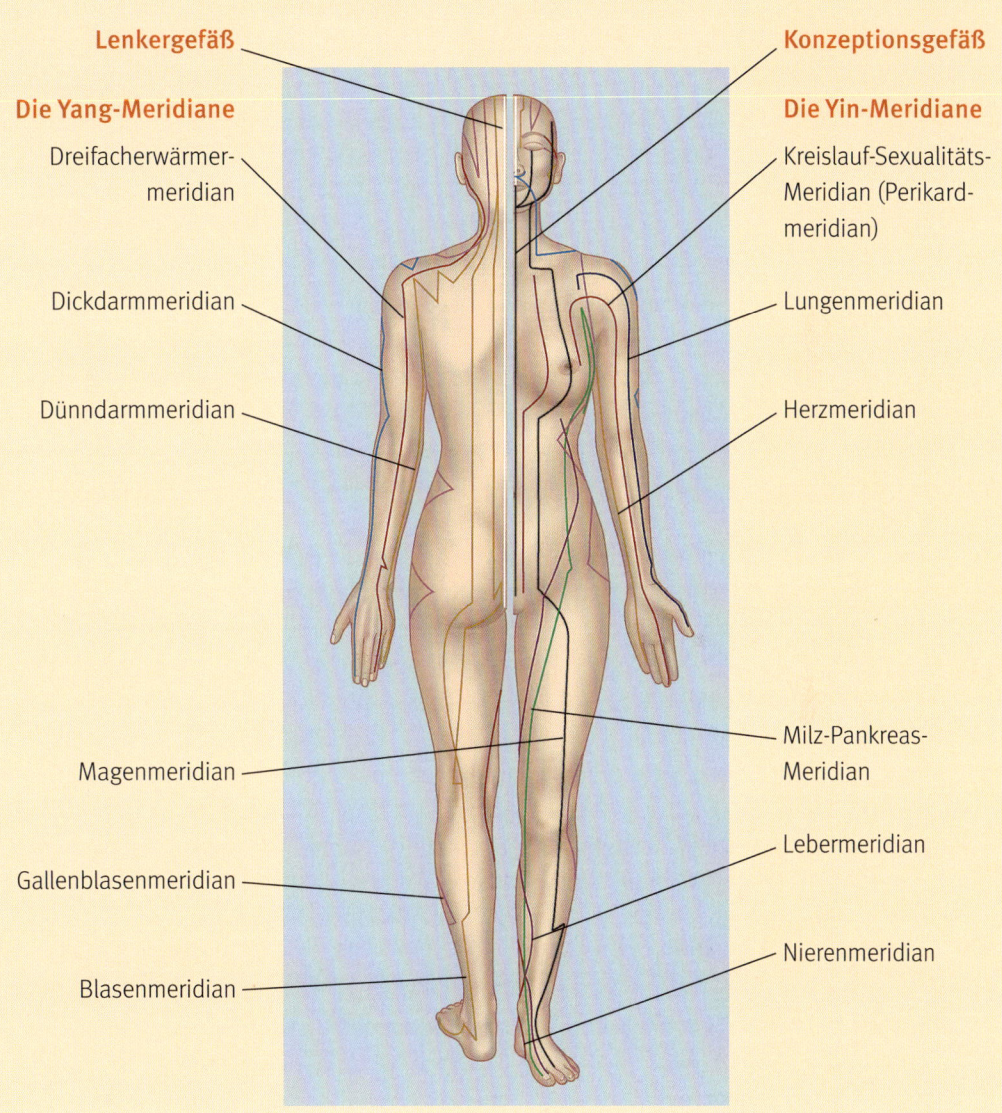

Lenkergefäß

Die Yang-Meridiane

Dreifacherwärmer-
meridian

Dickdarmmeridian

Dünndarmmeridian

Magenmeridian

Gallenblasenmeridian

Blasenmeridian

Konzeptionsgefäß

Die Yin-Meridiane

Kreislauf-Sexualitäts-
Meridian (Perikard-
meridian)

Lungenmeridian

Herzmeridian

Milz-Pankreas-
Meridian

Lebermeridian

Nierenmeridian

Partnermeridiane und Ben-Punkte

Jeder der zwölf Hauptmeridiane hat einen Partnermeridian. Die Paare zeichnen sich jeweils dadurch aus, dass zum Zeitpunkt der maximalen Energie in dem einen Meridian das Energieminimum in dem anderen erreicht ist (siehe Seite 36). Wenn Sie beispielsweise feststellen, dass Ihre Beschwerden in Zusammenhang mit dem Lebermeridian stehen, sollten Sie immer auch den ihm zugeordneten Dünndarmmeridian mitbehandeln.

Ideal für die Behandlung der beiden Partnermeridiane sind die sogenannten Ben-Punkte, die zu den sogenannten antiken Punkten gehören. Diese finden Sie als Abbildungen im vierten Kapitel ab Seite 49 bei jedem Organ. Das Konzept der Ben-Punkte geht davon aus, dass unsere Lebensenergie, das Qi, in jedem Meridian an den Finger- und Zehenspitzen wie eine Quelle entspringt. Von dort aus nimmt die Energie zu, vergleichbar dem Lauf des Wassers wird sie zu einem Bach, zu einem Fluss und zum Strom, um schließlich im He-Punkt im Bereich von Ellbogen und Knie in das »Meer der Energie« des gesamten Körpers einzufließen.

Die Partner-Punkte mitbehandeln

Sie sollten den entsprechenden Punkt, der zum problematischen Organ gehört, möglichst in der jeweiligen Organzeit unterstützen.

Alternativ oder zusätzlich können Sie den Punkt auf dem Partnermeridian behandeln. Wenn Sie etwa bei Lungensymptomen nicht zur Lungenzeit (3 bis 5 Uhr) wach werden möchten, können Sie zwölf Stunden später, in der Blasenzeit zwischen 15 und 17 Uhr, den Punkt auf dem Blasenmeridian behandeln.

Akupressur-Massagetechniken

Hier zeigen wir Ihnen zwei wirkungsvolle Griffe, mit denen Sie einen Meridian beruhigen oder anregen können. Verstärken sich Beschwerden während der Maximalzeit eines Or-

DIE PARTNERMERIDIANE

Diese Meridianpaare korrespondieren jeweils miteinander. Wenn Sie Beschwerden an dem entsprechenden Organ haben, können Sie jeweils auch den Akupressurpunkt auf dem Partnermeridian behandeln.

Lunge – Blase

Niere – Dickdarm

Perikard – Magen

Milz-Pankreas – Dreifacherwärmer

Herz – Gallenblase

Leber – Dünndarm

gans, spricht man von »Fülle-Beschwerden«. Dann wenden Sie in der entsprechenden Zeit die beruhigende Technik an. Wenn sich die Beschwerden während der Minimalzeit eines Organs verstärken (zwölf Stunden nach der Maximalzeit), spricht man von »Leere-Beschwerden«, hier wenden Sie zur entsprechenden Zeit die anregende Technik an. Weitere ganz einfache Griffe beschreiben wir bei der jeweiligen Anwendung im vierten Kapitel.

Die Akupressur ist im Alltag ideal, da sie auch zwischendurch, etwa im Büro oder im Bus, durchgeführt werden kann. Sie sollten der Behandlung aber für die kurze Dauer Ihre volle Aufmerksamkeit schenken und der Wirkung etwas nachspüren können.

Sie können die Wirkung der Massage verstärken, indem Sie dafür einen Tropfen der passenden Bachblüte auf den Punkt geben.

Beruhigende Massagetechnik

Sie können einen Akupunkturpunkt und somit den Meridian beruhigen, wenn Sie den Punkt mit Daumen oder Zeigefinger in einer kreisenden Bewegung mit sanftem Druck gegen den Uhrzeigersinn und von innen nach außen massieren.

Anregende Massagetechnik

Wenn Sie den Meridian anregen (tonisieren) möchten, massieren Sie den entsprechenden Akupunkturpunkt mit sanftem Druck im Uhrzeigersinn von außen nach innen.

SYMMETRIE

Da die Hauptmeridiane spiegelbildlich auf beiden Körperseiten verlaufen, macht es keinen Unterschied, ob Sie die Akupressurpunkte auf der rechten oder linken Körperseite behandeln.

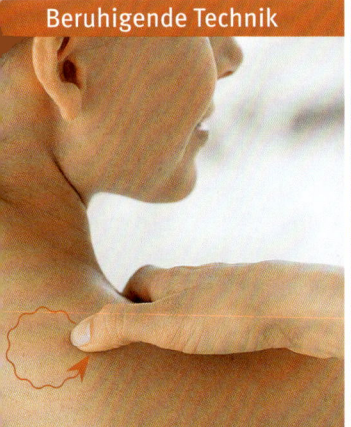

Beruhigende Technik

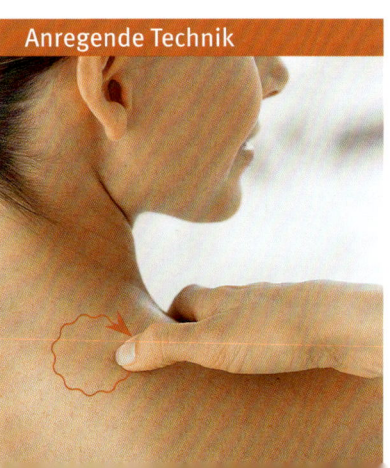

Anregende Technik

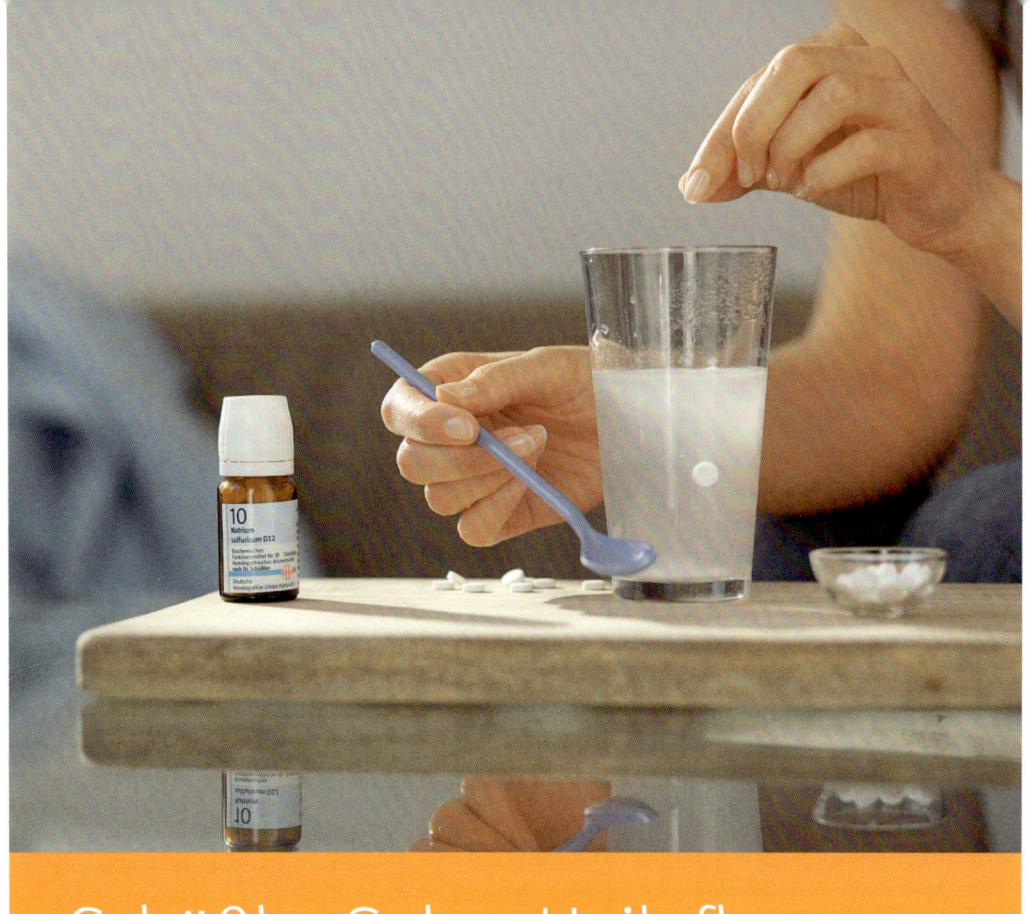

Schüßler-Salze, Heilpflanzen, Homöopathie & Co

Neben der Akupressur gibt es noch weitere Maßnahmen, mit denen Sie Ihren Organismus unterstützen können. Manche sollten Sie im Rhythmus der Organuhr anwenden, also jeweils zur entsprechenden Organzeit oder zwölf Stunden später zur Zeit des Partnermeridians (siehe Seite 38). Stellen Sie zum Beispiel fest, dass Sie jede Nacht um 2 Uhr aufwachen, trinken Sie zu dieser Zeit oder um 14 Uhr einen Kräutertee, welcher der Leber gut tut. Mehr dazu lesen Sie im vierten Kapitel ab Seite 49.

Mehr Wohlbefinden im Alltag

Gezielte Methoden und Techniken sind das eine, die alltägliche Lebensführung das andere. Hier finden Sie einige Tipps, wie Sie auch im »täglichen Einerlei« wieder zu einem natürlichen Rhythmus finden können.

Aufmerksamkeit für den eigenen Körper

Im ersten Kapitel auf Seite 9 haben Sie gelesen, wie wichtig es ist, jeden Augenblick bewusst wahrzunehmen. Schenken Sie auch Ihrem Körper, gerade bei Beschwerden, Aufmerksamkeit und Achtsamkeit! Versuchen Sie beispielsweise nicht sofort, Schmerzen oder Verdauungsprobleme mit einer Tablette »abzuschalten«, sondern spüren Sie in Ihren Körper hinein: Was verursacht Ihre Bauch- oder Kopfschmerzen? Welche Laus ist Ihnen über die Leber gelaufen? Schon die Beschäftigung mit dem wirklichen, dahinterliegenden Problem sorgt oft für Entspannung. Im vierten Kapitel ab Seite 49 lesen Sie zu jedem Organ, welches die körperlichen und seelischen Ursachen für eine Störung sein können.

Aber auch wenn Sie sich wohlfühlen und gesund sind: Horchen Sie immer einmal in Ihren Körper hinein, nehmen Sie ihn bewusst wahr. So spüren Sie oft schon, wenn sich etwas anbahnt, und können gezielt vorbeugen. Beim Hineinspüren helfen Akupressur, Atemübungen, sanftes Ganzkörpertraining, Konzentrationsübungen oder Meditationen (siehe Buchtipps Seite 124).

Ruhe und Bewegung

Yin und Yang: Unser Körper und unsere Seele brauchen die Ruhe ebenso wie die Bewegung. Doch viele von uns sind ständig mit ihrem »Weiterkommen« beschäftigt – sei es beim Streben nach beruflichem Erfolg oder beim dauernden »Auf-Achse-Sein«. Andere dagegen haben sich in einem gemütlichen, aber bewegungsarmen Leben eingerichtet, ihnen fehlen oft die Impulse zur Weiterentwicklung. Verausgaben Sie sich ruhig mal, ob beim Sport oder im Job. Aber dann darf auch wieder ein Abend auf der Couch folgen, damit Körper und Geist das Erlebte verarbeiten können. Alles zu seiner Zeit: siehe ab Seite 49 und Folder!

GU-ERFOLGSTIPP FÜR NACHTSCHICHTLER

Um trotz »verschobener« Arbeitszeiten in einen guten Rhythmus zu kommen, können Sie falls möglich die Empfehlungen in diesem Buch um zwölf Stunden versetzt anwenden, indem Sie sich an den Partnermeridianen (siehe Seite 38) orientieren.

Mineralien mit heilender Wirkung

Heilsteine sind Mineralien, die meist als (Halb-)Edelsteine nicht nur schön anzusehen sind, sondern auch eine tief greifende energetische Wirkung haben. Sie wirken unter anderem auf den Mineralstoffhaushalt unseres Körpers, zudem wirken sie auf der emotionalen Ebene und sind gute Begleiter in schweren Lebensphasen.

So wenden Sie die Steine an

Heilsteine wie etwa der Bergkristall sollten regelmäßig alle paar Tage einige Minuten unter fließendem klarem Wasser oder in der Sonne »gereinigt« werden, damit sie ihre Energie bewahren.

Sie können sich zur jeweiligen Organzeit mit dem Stein beschäftigen: ihn in der Hand halten, in der Hosentasche tragen oder ihn direkt auf der Haut auf die Problemstelle legen. Bei Atemwegsproblemen bietet sich das tägliche Tragen an einem Band über den Lungen an. Um die Entgiftung über Leber und Galle anzuregen, legen Sie ihn stundenweise unter dem rechten Rippenbogen auf. Bei prämenstruellem Syndrom platzieren Sie ihn an den kritischen Tagen unterhalb des Nabels. Um den gesamten Organismus zu stärken, legen Sie den Stein auf das obere Ende des Brustbeins, dort sitzt die für das Immunsystem wichtige Thymusdrüse (siehe auch Seite 55).

Eine mehr emotional ausgleichende Wirkung erreichen Sie, wenn Sie den Stein auf den Solarplexus legen. Das wichtige Nervengeflecht befindet sich eine Handbreit über dem Nabel. Während des Auflegens sollten Sie sich auf Ihr aktuelles »Organthema« konzentrieren und positive Gedanken dazu entwickeln.

Eine weitere wunderbare Anwendung ist die Zubereitung von Edelsteinwasser: Geben Sie den gewählten Stein oder die Steine in einen großen Glaskrug, den Sie mit 1 bis 2 Liter hochwertigem stillem Wasser füllen. Stellen Sie den Krug ein paar Stunden an ein sonniges Plätzchen, so erhalten Sie zusätzliche »Lichtenergie«. Trinken Sie das Wasser im Verlauf des Tages oder verwenden es als Badezusatz.

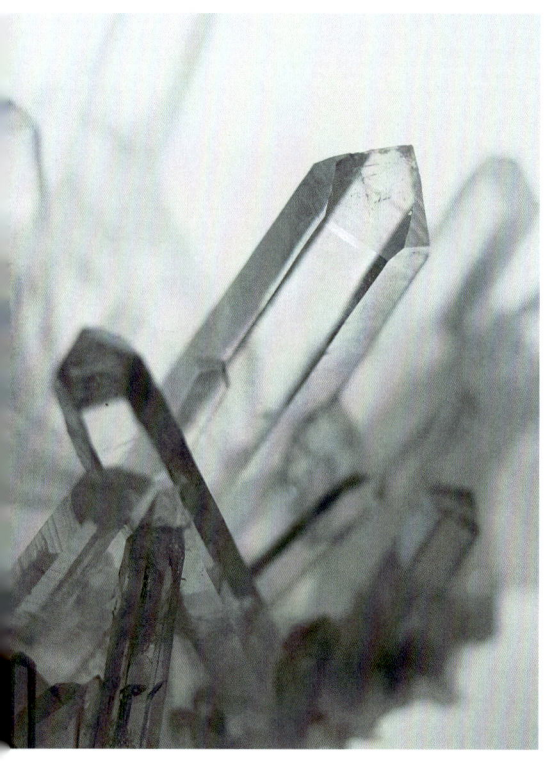

Auswahl und Bezugsquellen der Steine

Sie bekommen die Steine in Stein- oder Schmuckläden. Auch im Internet gibt es eine reiche Auswahl an Halbedelsteinsorten – aber es ist schöner, sich sein Exemplar selbst vor Ort auszusuchen. Im Laden können Sie auch besser auf die Qualitätsmerkmale achten: Klare Steine wie Bergkristall oder Rosenquarz sollten möglichst klar und rein sein, bei farbigen Sorten spielt auch die Farbintensität eine Rolle. Undurchsichtige Steine sollten von möglichst intensiver, typischer Färbung und nicht von vielen Linien oder anderen Gesteinsschichten durchzogen sein. Ob Sie einen kleinen oder großen Stein wählen, einen roh belassenen, einen zur Kugel, Pyramide oder zum Ei geschliffenen, einen »Donut« mit Loch zum Umhängen oder einen glatten Trommelstein, bleibt Ihrem Gefühl und Ihrer Vorliebe überlassen. Sie wirken alle, Hauptsache, die Qualität stimmt und Sie fühlen sich von dem Stein angezogen.

TIPP: Zeit zu wechseln
Wenn Sie den Stein vergessen, Ihnen seine Farbe oder Form nicht mehr gefallen oder er Ihnen wie ein Störfaktor vorkommt, ist es Zeit, ihn zu wechseln oder eine Pause einzulegen.

Schüßler-Salze und homöopathische Mittel

Diese »feinstofflichen« Mittel passen hervorragend zur chinesischen Medizin und zu deren Konzept, den Menschen als Einheit aus Körper, Geist und Seele wahrzunehmen und zu behandeln. Die Herstellung beider Mittel beruht auf dem Prinzip des Potenzierens (auch Dynamisieren). Dabei wird die Ausgangssubstanz, etwa eine Pflanze oder ein Mineralstoff, schrittweise mit Wasser oder Alkohol verschüttelt oder mit Milchzucker verrieben. Dies minimiert Nebenwirkungen, verstärkt aber die gewünschte Wirkung.

Unterschiedliche Wirkprinzipien

Die Schüßler-Salz-Therapie geht davon aus, dass Krankheiten entstehen, wenn im Körper biochemische Prozesse gestört sind. Dies wiederum beruht auf dem Mangel an einem oder mehreren Mineralstoffen, der auch durch psychische Prozesse bedingt sein kann. Die Schüßler-Präparate führen dem Körper diese Mineralien in feinstofflicher, hochwirksamer

WICHTIG
Wenn Sie allein nicht mehr weiterkommen, wenn Ihre Beschwerden sich nicht bessern: Scheuen Sie nicht davor zurück, rechtzeitig einen Therapeuten aufzusuchen! Auch bei uns gibt es heute Ärzte und Heilpraktiker, die in der Traditionellen Chinesischen Medizin und Naturheilkunde bewandert sind. Oft braucht es nur einen kleinen Anstoß, damit Sie sich wieder selbst weiterhelfen können.

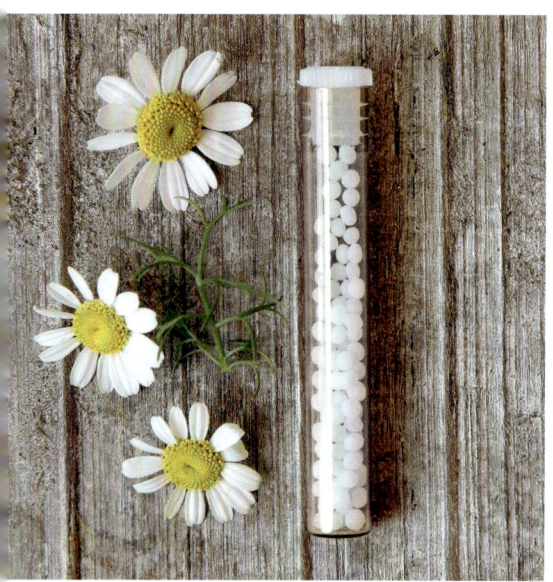

Die überwiegende Zahl der homöopathischen Mittel wird aus Pflanzen oder Pflanzenteilen hergestellt.

Form zu. Die hoch verdünnten Mineralstoffe gelangen, im Gegensatz zu den handelsüblichen Mineralstoffen aus dem Supermarkt, direkt in die Zellen und können dort ihre Wirkung entfalten.

Die ältere Homöopathie dagegen beruht auf dem Prinzip »similia similibus curentur« (Ähnliches möge mit Ähnlichem geheilt werden): Ein Stoff, der bei einem Gesunden in seiner Reinform bestimmte Symptome hervorruft, kann in der potenzierten Form eine Erkrankung mit ähnlichen Symptomen heilen. Je höher die homöopathische Potenz, desto tiefgreifender ist die Wirkung. Niedrigere Potenzen werden dagegen eher für akute Beschwerden angewandt.

Homöopathie und Schüßler-Salze haben viele Gemeinsamkeiten. Die Homöopathie bedient sich jedoch einer großen Vielzahl sehr unterschiedlicher potenzierter Substanzen, die bei einer intensiveren Behandlung von ausgebildeten Therapeuten eingesetzt werden sollten. Bei den Schüßler-Salzen stehen nur 27 Mittel zur Auswahl, die aber jeweils ein größeres Wirkungsspektrum abdecken.

Einnahme von Schüßler-Salzen und Homöopathika

Die häufigste Darreichungsform sind Tabletten. Diese sind auf der Basis von Milchzucker (Laktose) hergestellt. Wenn Sie keinen Milchzucker vertragen, können Sie auf Tropfen oder Globuli (Zuckerkügelchen) ausweichen. Die Tabletten können Sie unter der Zunge zergehen lassen oder in einem Glas Wasser auflösen und dies schluckweise über den Tag verteilt trinken. Nehmen Sie die Mittel am besten von einem Porzellan- oder Plastiklöffel ein.

Grundsätzlich sollten Sie über den Tag verteilt 10 Tabletten, 15 Globuli oder 15 Tropfen pro Tag und je Mittel einnehmen.

Verwenden Sie nicht mehr als zwei bis drei Mittel gleichzeitig. Ihr Organismus könnte sonst nicht mehr gezielt reagieren, und Sie könnten die Wirkung der einzelnen Mittel nicht so gut beurteilen.

Pflanzliche Präparate

Heilpflanzenanwendungen haben eine sehr lange Tradition in der chinesischen Medizin. Wir empfehlen in diesem Buch überwiegend solche Pflanzen, die auch bei uns heimisch sind.

Heilpflanzenauszüge

Sogenannte Urtinkturen sind flüssige alkoholische Auszüge von Pflanzen. Achten Sie auf Präparate, die biologisch hergestellt wurden und daher frei von Schadstoffen sind. Sie erhalten sie in der Apotheke oder im Reformhaus.

Nehmen Sie 3-mal täglich 3 bis 5 Tropfen in einem Glas Wasser vor dem Essen ein. Möchten Sie mehrere Organe unterstützen, so nehmen Sie jede Urtinkur zur geeigneten Organzeit ein, ebenfalls 3 bis 5 Tropfen in Wasser. Sie können die Tropfen jeweils auch zur Zeit des Partnermeridians nehmen, um nicht nachts wach werden zu müssen (siehe Seite 38). Kombinieren Sie nicht mehr als drei unterschiedliche Tinkturen. Konzentrieren Sie sich immer auf die Behandlung der akutesten Probleme.

Heilpflanzentees

Teezubereitungen aus Heilpflanzen sind ein uraltes und vielfach bewährtes Mittel, um den Körper wirkungsvoll zu unterstützen.

Wählen Sie sorgfältig aus, welches Organ Sie unterstützen möchten, und trinken Sie dann in der optimalen Zeit oder zwölf Stunden später in der Zeit des Partnermeridians 2 bis 3 Tassen des jeweils empfohlenen Tees.

Auch bei Heilpflanzentees gilt: Weniger ist mehr. Es bringt keinen Vorteil, den ganzen Tag über die verschiedensten Teemischungen zu trinken. Ihr Körper kann dann nicht mehr gezielt auf all die Wirkstoffe und Informationen, die er erhält, reagieren. Außerdem ist es wichtig, dass Sie auch klares Wasser trinken, damit Ihr Organismus nicht mit zu vielen »Informationen« überschwemmt wird.

TIPP: Die richtige Dosis

Bei allen Heilmitteln gilt der Satz des legendären Arztes Paracelsus: »Ein jedes Ding ist Gift, allein die Dosis macht's!« Trinken Sie auch Kräutertees nur 4 bis 6 Wochen lang, legen Sie dann eine Pause von 1 bis 2 Wochen ein – »teefrei« oder mit einer anderen Mischung. Grundsätzlich gilt dies für alle pflanzlichen Mittel. Ihr Organismus »gewöhnt« sich sonst daran, auch kann es zu unerwünschten Wirkungen kommen.

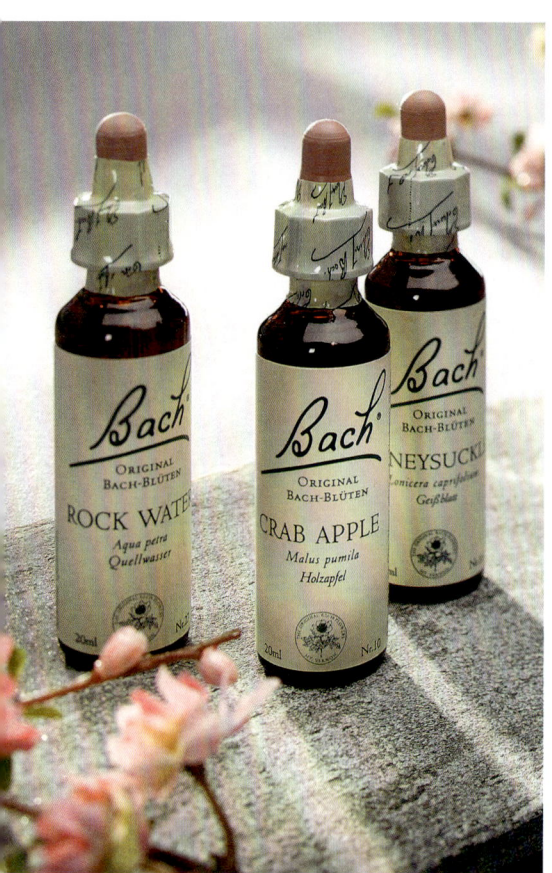

Bachblüten erhalten Sie als fertig verdünnte Mischung oder in Vorratsflaschen, den sogenannten Stockbottles, welche die Urtinkturen enthalten.

Bachblüten: den Körper über die Seele heilen

Diese Blütenessenzen sind kleine, hilfreiche »Freunde« aus der Natur. Für den englischen Arzt Dr. Edward Bach (1886–1936) beruhte jede Erkrankung auf einem seelischen Ungleichgewicht, und er fand 38 Blüten, welche die »38 disharmonischen Seelenzustände der menschlichen Natur« günstig beeinflussen können. Er entwickelte ein Verfahren, um die Schwingungen der Blüten auf Quellwasser zu übertragen und aus diesem dann jeweils Urtinkturen herzustellen. Sie erhalten diese Urtinkturen in der Apotheke. Je genauer die ausgewählte Blüte zu Ihrem Problem passt, desto intensiver kann die Wirkung sein. Auf Seite 124 finden Sie dazu einen weiterführenden Buchtipp.

Geben Sie 5 Tropfen in ein Glas Wasser und trinken dieses zur entsprechenden »Organzeit« oder zur Zeit des Partnermeridians. Halten Sie etwas zeitlichen Abstand zum Essen und behalten Sie jeden Schluck einen Augenblick lang im Mund.

Bei einer Akupressurbehandlung können Sie auch einen Blütentropfen auf den Punkt geben und ihn einmassieren. Und auch als Badezusatz eignen sich Bachblüten: Geben Sie 5 Tropfen auf ein Vollbad, natürlich idealerweise zur richtigen »Organzeit«.

Weitere hilfreiche Maßnahmen

Im vierten Kapitel ab Seite 49 schlagen wir Ihnen neben den zuvor beschriebenen auch noch weitere hilfreiche Mittel und Methoden vor, die sich in der Praxis sehr bewährt haben, etwa Kochrezepte, Affirmationen, Massagen, Fußbäder und Atemübungen. Diese können Sie zusätzlich anwenden, wenn sie Ihnen gut tun und Ihnen der Aufwand insgesamt nicht zu viel wird.

Zähne und Organe – die Verbindung nutzen

Unsere Zähne haben eine energetische Verbindung zu unseren inneren Organen. Dies bedeutet, dass sich geschwächte Organe negativ auf die ihnen zugeordneten Zähne auswirken können. Wenn Ihnen also bestimmte Zähne immer wieder Probleme bereiten, der Zahnarzt aber nichts finden kann, so wäre es sinnvoll, sich das zugehörige Organ einmal anzusehen und festzustellen, ob sich dort eine Schwäche befindet.

Häufiger ist aber der umgekehrte Fall: Der Zahn stellt ein sogenanntes Störfeld dar und entzieht dem zugeordneten Organ die Energie, was wir als Schmerzen oder Beschwerden bemerken. Störfelder können zum Beispiel tote (wurzelbehandelte oder abgestorbene) Zähne sein. Sie unterliegen einem natürlichen Verwesungsprozess, und die Abbauprodukte können die Entgiftungsfähigkeit des Körpers überfordern. Ebenso können Wurzelreste oder Entzündungen im Kieferknochen ein Störfeld darstellen. Bitten Sie Ihren Zahnarzt um eine genaue Abklärung, wenn Sie unter therapieresistenten Schmerzen oder Beschwerden leiden und einen bestimmten Zahn in Verdacht haben.

In der Tabelle sehen Sie die Zuordnung der Zähne zu den Organen, unterschieden wird teilweise zwischen Ober- und Unterkiefer. Ob sich der Zahn rechts oder links befindet, ist unerheblich. Die beiden inneren Schneidezähne sind jeweils die Nr. 1, und man zählt nach hinten bis zum Weisheitszahn, der Nr. 8.

	Oberkiefer	Unterkiefer
Lunge/Dickdarm:	4 und 5	6 und 7
Magen/Milz:	6 und 7	4 und 5
Herz/Dünndarm:	Die 4 Weisheitszähne (8)	
Niere/Blase:	Die 8 Schneidezähne (1 und 2)	
Leber/Galle:	Die 4 Eckzähne (3)	

Übrigens leiden wir zwischen 12 und 15 Uhr am wenigsten unter Zahnschmerzen – gehen Sie nach Möglichkeit in dieser Zeit zum Zahnarzt!

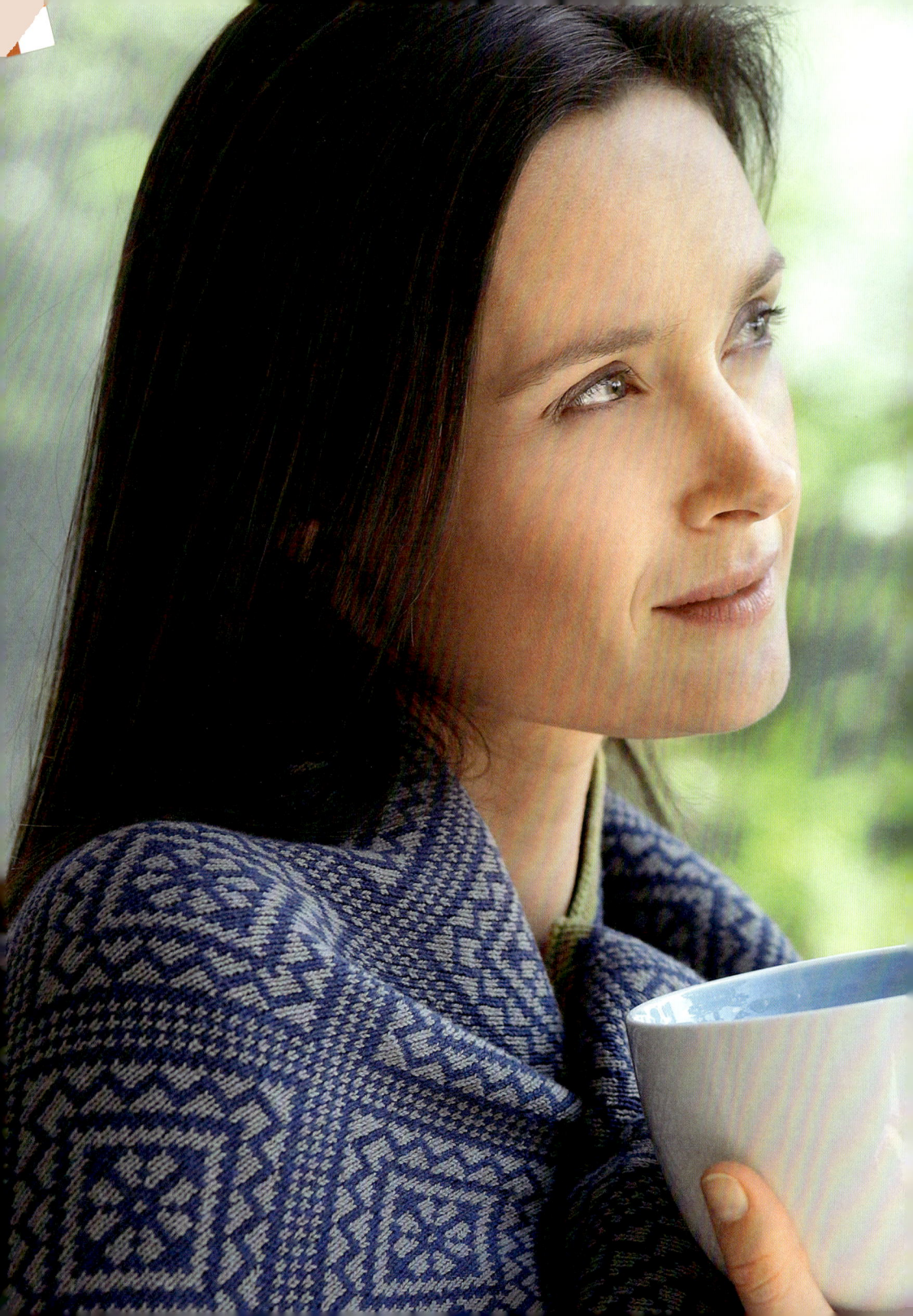

MIT DER ORGANUHR IN BALANCE

Sie lernen, Schwankungen in Ihrem täglichen Wohlbefinden und auch Erkrankungen mithilfe der chinesischen Organuhr zu verstehen und gezielt in den Griff zu bekommen.

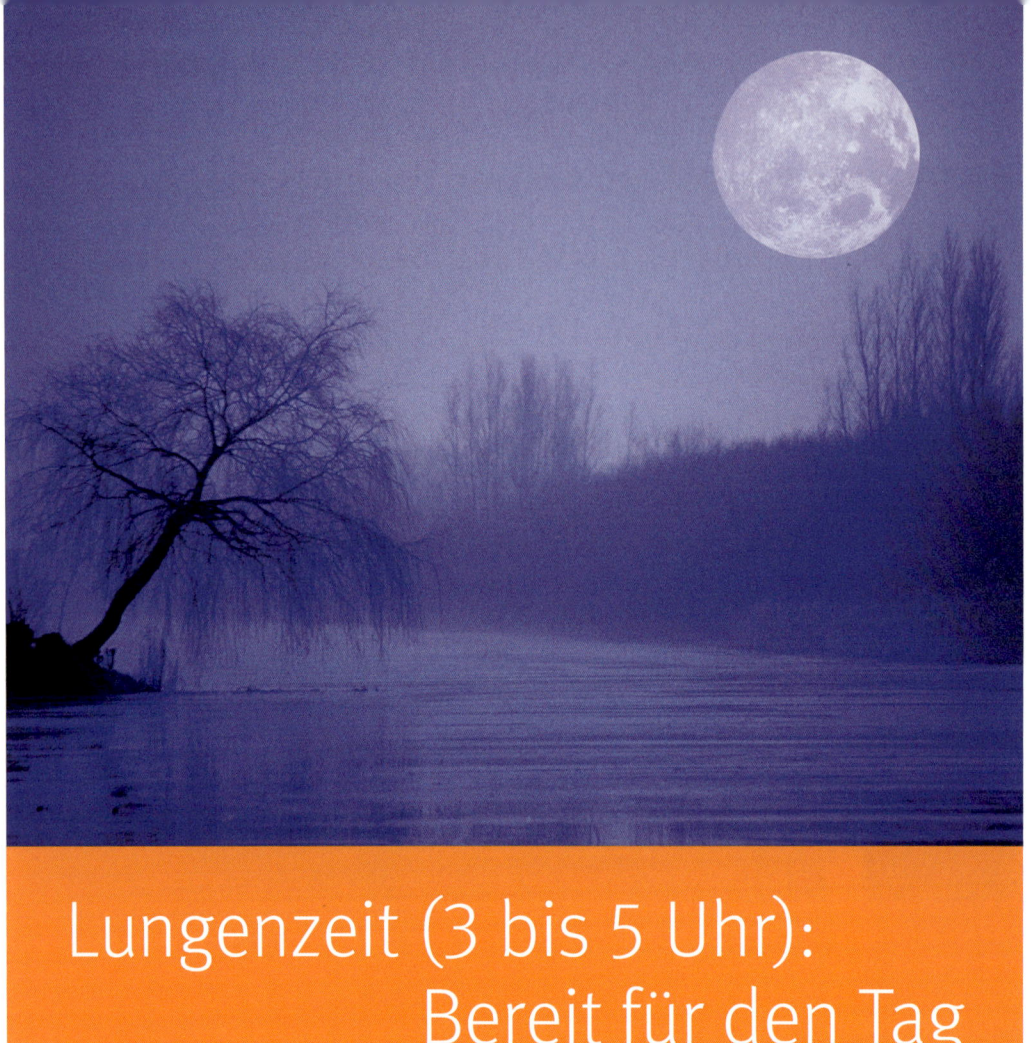

Lungenzeit (3 bis 5 Uhr): Bereit für den Tag

Noch mitten in der Nacht um drei Uhr, wenn auch die Natur durchzuatmen scheint, beginnt die Zirkulation der Lebenskraft Qi für eine Dauer von zwei Stunden mit dem Lungenmeridian. Der Tag ist nur zu erahnen, wenn die ersten Vögel erwachen, lange bevor sich die Sonne mächtig am Horizont erhebt. Die meisten Menschen schlafen noch. Der Organismus ist am Tiefpunkt seiner Kräfte und bereitet sich auf den Tag vor, wie das Pendel einer Standuhr, das kurz innehält, bevor es kraftvoll weiterschwingt.

Der Organismus sammelt Kräfte

Die Lunge versorgt unseren Körper bei jedem Einatmen mit dem lebensnotwendigen Sauerstoff und befreit ihn mit jedem Ausatmen von Überflüssigem und Störendem. Ihr Prinzip ist das gleichmäßige Aufnehmen und Loslassen. Dabei sammelt sie die notwendige Kraft und schafft Raum für all das, was das Leben an Anforderungen bereithält.

Für die alten chinesischen Ärzte war die Lunge außerdem das Organ, das für alle rhythmischen Prozesse im Organismus wichtig war: Neben der Sauerstoffversorgung des Körpers, der Beweglichkeit und Kraft der Muskeln sowie der Verdauung garantiert sie auch den Puls und die Regelmäßigkeit des Lebens schlechthin.

Der Lungenmeridian beginnt vorn über der Achsel und endet am Daumen (siehe Abbildung Seite 37).

Loslassen und gewinnen

Meist muss man erst etwas loslassen, um etwas Neues gewinnen zu können – so wie auch der alte Tag abgeschlossen sein muss, um den neuen beginnen zu können. Die Lunge ist sowohl auf der körperlichen als auch auf der geistigen Ebene dafür verantwortlich, dass wir uns vom Alten, Vergangenen trennen – auch wenn das oftmals schmerzhaft ist. Auf der anderen Seite ist sie aber auch dafür zuständig, dass wir im Leben das behalten, was für uns tatsächlich wichtig und notwendig ist.

TIPP: Frische Luft

Um der Lunge die Arbeit zu erleichtern, sollten Sie bei geöffnetem Fenster schlafen oder den Raum zumindest vor dem Schlafengehen lange durchlüften.

DER PARTNERMERIDIAN: DIE BLASENLEITBAHN

12 Stunden vor beziehungsweise nach der Lungenzeit, also nachmittags von 15 bis 17 Uhr, hat der Blasenmeridian (siehe Seite 88) sein energetisches Maximum erreicht. Sie brauchen bei einer Lungenstörung nicht unbedingt nachts um vier zu einer Behandlung aufstehen, sondern können alternativ auch nachmittags unterstützend eingreifen. Zudem kann eine Schwäche der Lunge auch auf eine Störung des Blasenmeridians hinweisen, sodass Sie die Blase eventuell mitbehandeln sollten.

TIPP: Das Qi harmonisieren

In der chinesischen Medizin werden Atemübungen mit Körperübungen kombiniert, die unsere Lebensenergie harmonisieren – dies ist Qigong, die uralte chinesische Bewegungsmeditation (siehe Buchtipp Seite 124).

Probleme des Lungenmeridians: Grenzerfahrungen

Wenn unsere Lunge beeinträchtigt ist, hat dies immer etwas mit Abgrenzung zu tun sowie mit Festhalten und Loslassen. Störungen des Lungenmeridians zeigen sich sowohl auf der geistig-seelischen als auch auf der körperlichen Ebene.

Zu starke oder mangelnde Abgrenzung

Wie die Haut und der Darm, die bei Lungenproblemen ebenfalls beeinträchtigt sein können, stellt auch die Lunge eine Grenzfläche unseres Organismus dar, eine Berührungsfläche mit der Umwelt. Mit dem Einatmen nehmen wir nicht nur das lebenserhaltende Qi auf, sondern auch schädigende Energien, die wir nicht einfach mit dem nächsten Ausatmen wieder loswerden. Dabei handelt es sich einerseits um Substanzen wie Feinstaub, Zigarettenrauch oder sonstige Gifte. Aber auch Gefühle und Energien nehmen wir über die Lunge auf. Während dabei Ideen und Inspirationen willkommene Energien sind, können uns andere »Grenzerfahrungen« stark belasten, etwa wenn wir von anderen bedrängt werden und diese unsere Grenzen nicht respektieren. Auch dauernder Stress und zu viele Anforderungen von außen können uns regelrecht »die Luft zum Atmen nehmen«.

Hinweise auf eine Störung der Lungenfunktion finden wir ebenso, wenn wir etwas loslassen mussten, das uns lieb war: zum Beispiel wenn der Tod ein Loch in unser Leben gerissen hat oder bei der Trennung vom Partner wie auch generell bei Bindungsproblemen. So können manche Menschen sich nicht dauerhaft auf eine Beziehung oder Freundschaft einlassen, weil sie Gefühle nicht an sich heranlassen wollen. Andere klammern sich regelrecht an den Partner, was mit ständigen Verlustängsten einhergeht.

Im geistigen Bereich kann sich eine Lungenproblematik darin äußern, dass wir Schwierigkeiten mit Regelmäßigkeit und Ordnung haben, die sich durch unser ganzes Leben ziehen. Oft liegt das daran, dass wir uns nicht von Kleinigkeiten und störenden Unterbrechungen abgrenzen können, um wieder das zu sehen, was essenziell und wirklich wichtig ist.

ANZEICHEN FÜR PROBLEME DES LUNGENMERIDIANS

Dies sind die häufigsten Symptome bei Problemen der Lunge:

> Schlafstörungen zwischen 3 und 5 Uhr morgens
> Allergien, Niesanfälle, Heiserkeit und häufige Infekte
> häufige Asthmaanfälle, besonders zur Lungenzeit
> Atemnot und eine leise Stimme

Aus Sicht der TCM hilft die Stärkung der Lunge auch bei:

> Hautausschlägen und Hautentzündungen
> Essstörungen von Appetitlosigkeit bis zu Esssucht
> verstärkter Druckempfindlichkeit am Daumen/Endpunkt des Lungenmeridians oder Schulterschmerzen

Auf der psychischen Ebene stehen Lungenprobleme in Verbindung mit:

> Bindungs-, Beziehungs- und Abgrenzungsproblemen
> Problemen beim Ordnunghalten und Strukturieren
> Gefühlen von Traurigkeit und Melancholie

Lassen Sie die Lungenenergie wieder strömen!

Haben Sie schon einmal gemerkt, wie wenig Sie eigentlich mit Ihrer Lunge tun? Natürlich atmen Sie, und das wahrscheinlich regelmäßig ... Aber wann haben Sie das letzte Mal gesungen oder nach Herzenslust geschrien, vielleicht sogar im Widerhall einer Unterführung? Warum holen Sie nicht Ihre Blockflöte vom Dachboden, die seit der Grundschulzeit dort liegt? Die Lunge mal richtig auszulasten, sei es beim Singen – ob allein oder mit anderen –, beim Spielen eines Instruments oder bei Atemübungen sowie auch beim Ausdauersport: Das unterstützt die Lunge, gibt uns Kraft und Selbstbewusstsein. Dieses Selbstbewusstsein können wir nutzen, um uns von Druck und Stress sowie von Menschen, die uns »auf die Pelle rücken«, besser abzugrenzen.

Wenn Sie Ihren Atem wieder fließen lassen, hilft das auch, loszulassen und zum Beispiel den Verlust eines geliebten Menschen zu verarbeiten. Eine bewusste, ruhige Atmung bringt Sie ins Zentrum, auf Ihren eigenen Weg zurück. Auch viele kleine Alltagssorgen und das tägliche Chaos können Sie dann mutig angehen.

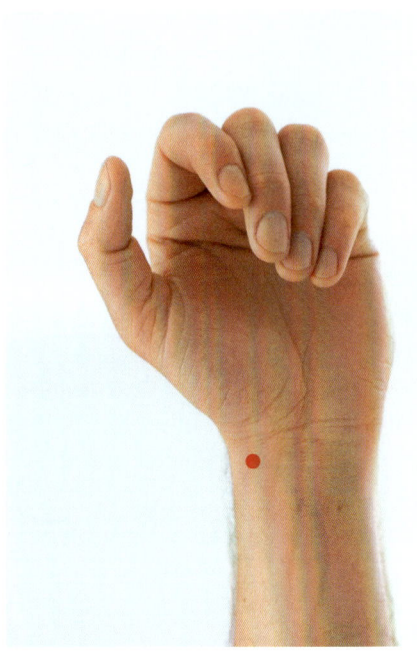

Behandeln Sie den Akupressurpunkt Lunge 8 bei Husten und Engegefühlen im Hals.

Auf den folgenden Seiten finden Sie weitere Tipps, um Ihre Lunge zu unterstützen. Zur Anwendung siehe auch ab Seite 33.

Akupressur: hustenlösend und weitend

Der Akupunkturpunkt Lunge 8 liegt jeweils eine Daumenbreite von der Handgelenkfalte entfernt, auf der Daumenseite des Unterarms. Seine Behandlung ist sehr wirkungsvoll bei Husten und einem Engegefühl im Hals. Wenn Sie nachts zur Lungenzeit aufwachen, behandeln Sie ihn 3 bis 5 Minuten mit der anregenden Technik, leicht kreisend im Uhrzeigersinn. Sie können die Akupressur des Punktes noch intensivieren, indem Sie die Hände mit angewinkelten Armen vor der Brust kreuzen und den Punkt in dieser Haltung behandeln.

Bronzit und Pyrit: stärkend und reinigend

Der bronzefarbene, mit silbrigen Einschlüssen gesprenkelte Bronzit stärkt die Lunge und die Atemwege. Tragen Sie ihn doch nachts als Anhänger auf der Brust! Durch seine reinigende Wirkung verbessert er den Stoffwechsel und wirkt allgemein aktivierend. Er verbessert die Sauerstoffaufnahme über die Lunge und reguliert gleichzeitig den Abtransport verbrauchter Luft. Dadurch fördert er nicht nur die Widerstandskraft gegen Infekte, sondern auch gegen Allergien und schadstoffbedingte Umwelteinflüsse.

Die silbrig oder bunt schimmernde Pyritsonne hat eine ausgeprägte reinigende und blockadenlösende Wirkung auf der emotionalen Ebene. Dieser Heilstein wirkt klärend und kann uns aus Sackgassen herausführen, indem er neue Wege aufzeigt – weg von überkommenen Werten und Traditionen. Die Pyritsonne erleichtert uns auch das Abschiednehmen, etwa von belastenden Freundschaften und Beziehungen. Der Stein hilft uns auch dabei, uns selbst Blockaden und Ängste bewusst zu machen und sie als solche zu erkennen.

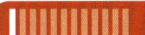

Auf diese Weise gewinnen wir an Kraft, um diese bedrückenden und belastenden Emotionen aufzuarbeiten.

Legen Sie den Stein zum Beispiel während der auf Seite 57 beschriebenen Atemübung auf Ihren Solarplexus, das Nervengeflecht zwischen Magengrube und Bauchnabel.

Schüßler-Salz Nr. 9: sich aus alten Mustern lösen

Haben Sie sich in Ihrem Leben eindeutige Muster zurechtgelegt, was wie sein sollte? Nicht nur die anderen müssen Ihren Vorstellungen entsprechen, auch Sie selbst haben sich gewissermaßen in ein Korsett aus Verhaltensregeln und Erwartungen gezwängt? Das Schüßler-Salz Natrium phosphoricum D6 hilft Ihnen dabei, weniger streng mit sich selbst zu sein, aber auch andere Menschen ihr Leben nach den eigenen Vorstellungen leben zu lassen.

Heilpflanzen: stärkend und lösend

Zahlreiche beliebte und altbewährte Heilpflanzen können die Lunge wirksam unterstützen.

> **Bei einer beginnenden Erkältung:** Linden- und Holunderblütentee schmecken wunderbar und helfen dem Körper beim »Wegschwitzen« der Erkältung. Überbrühen Sie 1 EL Blüten, einzeln oder gemischt, in einer großen Tasse mit kochendem Wasser und lassen den Tee zugedeckt etwa 10 Minuten ziehen. Trinken Sie ihn vor dem Schlafengehen, ruhig auch mit etwas Honig. Decken Sie sich rundum warm zu, damit Sie nicht durch die Feuchtigkeit auskühlen!

TIPP: Weiße Wäsche

Mit der Farbe Weiß können Sie Ihre Lunge (ebenso wie Ihren Dickdarm, siehe Seite 58) unterstützen: Wählen Sie weiße Bett-, Nacht- und Unterwäsche.

GU-ERFOLGSTIPP   DAS IMMUNSYSTEM ANREGEN

Um allgemein die Widerstandskräfte zu stärken, hilft es vor allem Kindern, sich nachmittags zur Blasenzeit mit den Fingerspitzen locker aufs Brustbein zu klopfen, knapp unterhalb des Schlüsselbeins. Das regt die Thymusdrüse an, welche besonders vor der Pubertät am Aufbau des Immunsystems beteiligt ist.

> **Hochwirksam bei Husten:** Auch Efeu ist eine altbekannte Arzneipflanze, welche die Lunge stärkt. Alle Pflanzenteile können giftig sein, greifen Sie deshalb auf Tropfen aus der Apotheke zurück, die in ihrer Dosierung unbedenklich sind.

> **Bei Asthma und Husten:** Hierfür gehören Spitzwegerich und Huflattichblüten seit alters her in die Kräuter-Hausapotheke (Urtinktur verwenden oder Teezubereitung, siehe Seite 55).

> **Bei Atemwegs- und Harnwegsinfekten:** Die Große Kapuzinerkresse und der Meerrettich sind wegen ihrer Senföle anerkannt als »pflanzliche Antibiotika«. Vom Meerrettich können Sie immer wieder ein Löffelchen der frisch geriebenen Wurzel einnehmen. Die Große Kapuzinerkresse ist in allen Teilen essbar und heilkräftig: junge Blätter, Blüten und frische Samenkapseln, ob pur oder im Salat.

> **Entschleimend und antientzündlich:** Anis, Thymian, Basilikum und Rosmarin unterstützen die Lunge als Teezutat oder Gewürz. Auch Zimt und Ingwer können Sie immer mal Ihren Speisen oder Teemischungen zugeben. Ingwer am besten frisch raspeln und wie Zimtstangen etwas (mit)köcheln.

> **Langwierige Erkrankungen der Atemwege:** Zu Unrecht etwas in Vergessenheit geraten ist die Gundelrebe. Die Urtinktur aus dieser Pflanze hilft bei quälenden Atemwegserkrankungen, wenn das Vertrauen in die eigenen Heilungskräfte verloren gegangen ist.

> **Stärkend und straffend:** Ein Tee aus Schachtelhalm (Zinnkraut, Zubereitung siehe Seite 55) stärkt das Bindegewebe, und seine mineralischen Bestandteile bringen Form und Struktur in unser Denken und Leben – so wie es die Lunge aus Sicht der alten chinesischen Ärzte tut.

STARKES TEAM
Kapuzinerkresse und Meerrettich wirken – am besten in Kombination – heilungsfördernd auf die Lunge wie auf die Harnwege. Wie passend, dass der Blasenmeridian der »Partner« des Lungenmeridians ist!

Bachblüte Mustard: bei unerklärlicher Traurigkeit

Ein großer Seelentröster ist die Bachblüte Mustard. Sie holt Sie aus dem emotionalen Tief, wenn Sie ohne erkennbaren Grund plötzlich an Traurigkeit leiden. Wenn Sie, wie abgeschnitten vom Rest der Welt und in eine schwarze Wolke gehüllt, in Weltschmerz eintauchen, plötzlich völlig antriebslos werden und an nichts mehr recht Interesse haben. Oft signalisiert ein solcher Zustand, dass ein wichtiger Entwicklungsschritt ansteht. Mustard hilft dabei, aus der Schwermut aufzutauchen und ihn zu gehen.

Was der Lunge sonst noch hilft

> **Atemtechnik gegen Stress:** Legen Sie sich flach auf den Boden oder setzen sich bequem auf einen Stuhl. Schließen Sie die Augen oder konzentrieren sich auf einen Punkt im Raum. Legen Sie die Hände auf Höhe des Bauchnabels auf Ihren Bauch, sodass Sie durch das Heben und Senken der Bauchdecke Ihre Atmung spüren. Atmen Sie tief in den Bauch ein und zählen Sie langsam bis drei: beim Einatmen, beim Ausatmen und jeweils beim Innehalten dazwischen. Stellen Sie sich vor, wie das Ausatmen alle graue, verbrauchte Energie aus Ihrem Körper entfernt. Die Luft des Einatmens stellen Sie sich als helle, lichtbringende Energie vor. Lassen Sie diese gute Energie durch Ihren Körper strömen, Blockaden lösen und ihre heilende Wirkung entfalten. Nach rund drei Minuten wird Ihre Atmung ruhiger, Körper und Geist sind entspannt. Sie können die Übung zwischendurch im Alltag machen oder als Einschlafhilfe verwenden, auch als »Wiedereinschlafhilfe«, falls Sie nachts zur Lungenzeit aufwachen.

> **Finger-Meridianmassage hilft, Vergangenes lozulassen:** Umschließen Sie einen Ihrer Daumen mit der anderen Hand und reiben ihn fünf Minuten lang Richtung Nagel: Hier endet der Lungenmeridian, seine Stimulation unterstützt Sie bei der Trauer über vergangenes Leid und beim Loslassen.

> **Kleine »Lungenmassage«:** Legen Sie sich auf den Bauch und bitten Sie eine Ihnen nahestehende Person, Ihre Zwischenrippenräume mit den Fingern von der Seite Richtung Wirbelsäule kräftig wie mit einem Kamm auszustreichen. Das kräftigt und befreit die Lunge und den ganzen Körper.

GU-ERFOLGSTIPP
WIE EIN HELDENTENOR

Die Lunge versorgt den ganzen Körper mit Qi. Vor allem die zentralen Energiespeicher unterhalb des Bauchnabels werden durchs Atmen gespeist. Versuchen Sie aus dem Unterbauch heraus zu atmen – so wie es die Opernsänger tun. Stellen Sie sich beim Einatmen vor, dass Sie mit dem Unterbauch die Luft hineinziehen.

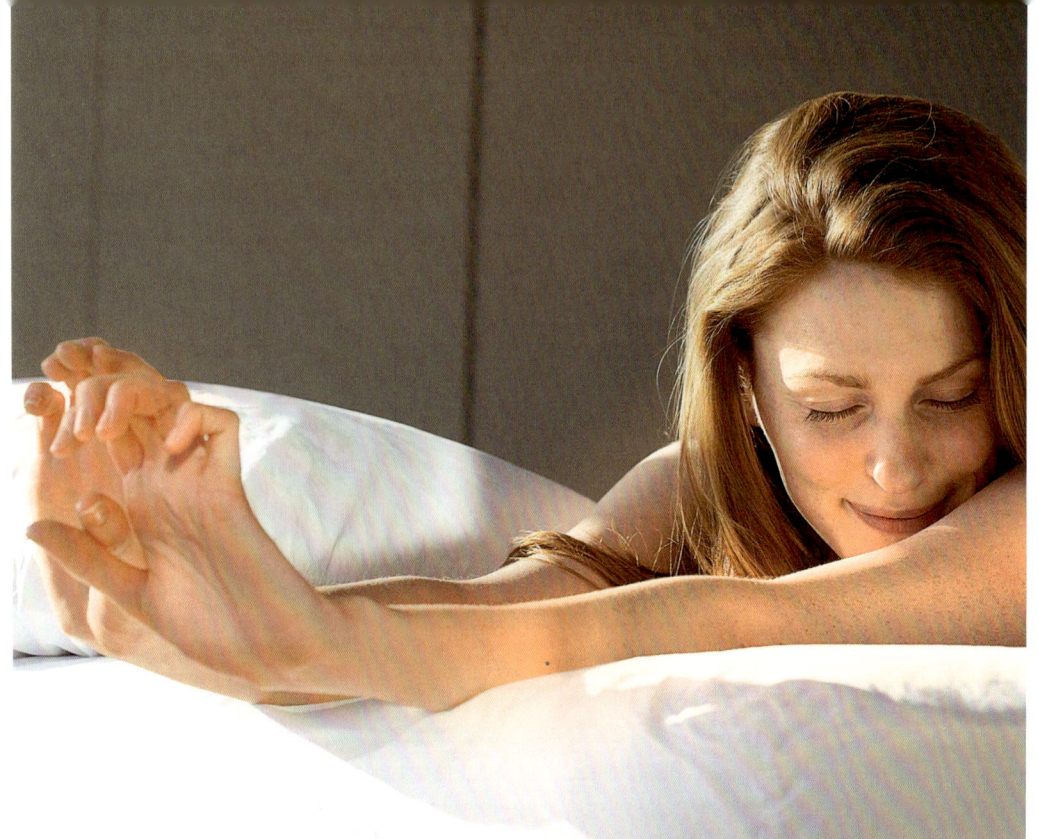

Dickdarmzeit (5 bis 7 Uhr):
Körper und Seele reinigen

Es ist fünf Uhr morgens. Für die meisten beginnt innerhalb der nächsten zwei Stunden der Alltag. Doch noch befinden wir uns in einer Art Zwischenwelt von Schlafen und Wachen: Die morgendlichen Traumphasen zu dieser Zeit sind entscheidend dafür, dass wir unsere Erlebnisse des Vortages verarbeiten und abschließen können. Anschließend ist es wichtig, möglichst sanft und gemächlich wach zu werden. Ein gleichmäßiger, gesunder Rhythmus hilft Ihnen dabei, vor dem Weckerklingeln von selbst aufzuwachen.

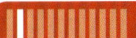

Zeit, um Ballast abzuwerfen

In den Morgenstunden wollen wir wach werden, frisch und munter sein. Den Ballast von gestern können wir heute nicht mehr gebrauchen. Also ist das Erste, was wir nach dem Aufstehen tun sollten, uns zu entlasten und zu entleeren. Der morgendliche Gang auf die Toilette ist für viele ein gewohntes und leichtfallendes Ritual, denn der Dickdarm entfaltet jetzt seine größte Kraft – während zum Beispiel Körpertemperatur und Reaktionszeit noch auf Sparflamme laufen.

Während uns vor der Dickdarmzeit der Lungenmeridian bereits die Kraft bereitgestellt hat, um vital den Tag zu überstehen, befreit der Dickdarm aus Sicht der alten chinesischen Ärzte den Menschen vom Ballast. Das bezieht sich jedoch nicht nur auf den Toilettengang: Auch alle anderen körperlichen und geistigen Reinigungsmechanismen stehen unter seinem Einfluss.

Loslassen und Festhalten sollten sich in einem lebendigen Gleichgewicht abspielen, weder die Ansammlung von Überflüssigem noch das Entschwindenlassen von Wertvollem soll die Lebensenergie Qi schmälern. Das kann sich auf den Darminhalt beziehen und auf Beschwerden wie Verstopfung oder Durchfall. Es steht aber auch in Verbindung mit materiellen und immateriellen Gütern, mit Geiz ebenso wie mit Verschwendungssucht und auch mit Bindungsproblemen in der Partnerschaft.

Probleme des Dickdarmmeridians: zu viel »Input«

Der Dickdarm liebt die Regelmäßigkeit. Wie kein anderes Organ, einmal abgesehen vom Magen, gerät er durch Abweichungen wie etwa eine ungewohnte Umgebung oder einen veränderten Zeitrahmen aus dem Takt. Probleme mit diesem wichtigen Organ hängen daher oft mit einem gestörten Tagesrhythmus und ungesunden Ernährungsgewohnheiten (siehe ab Seite 18) zusammen.

DER PARTNERMERIDIAN: DIE NIERENLEITBAHN

12 Stunden vor der Dickdarmzeit, also am frühen Abend zwischen 17 und 19 Uhr, hat der Nierenmeridian sein energetisches Maximum erreicht, während der Dickdarm jetzt am wenigsten Energie hat. Wenn Sie unter Verdauungsproblemen leiden, so kann das also auch an einer Störung des Nierenmeridians liegen. Beobachten Sie, wie Sie sich nachmittags fühlen – vielleicht müssen Sie eher die entsprechende Schwäche behandeln.

Unser wichtigstes Entschlackungsorgan

Dass der Dickdarm Unrat aus dem Körper beseitigt, leuchtet ein. Wir haben jedoch noch andere Mechanismen, die den Körper »entschlacken« – so nennt die Naturheilkunde das Befreien von Überflüssigem und Giftigem. Doch bei einer Dickdarmstörung funktionieren auch andere Entschlackungsmechanismen nur eingeschränkt. Vor allem die Haut ist es, über die wir mit dem Schweiß überflüssige, vielleicht giftige Substanzen ausscheiden. Sie haben sicherlich schon beobachtet, wie unterschiedlich Ihr Schweiß riechen kann, je nachdem, was Sie zu sich genommen haben. So kann ein Zeichen für die Überlastung, also auch für eine Schwäche des Dickdarms nicht nur morgendliche Verstopfung oder Durchfall sein, sondern auch übel riechender Schweiß und vor allem Hautprobleme, wenn die Poren verstopft sind und die »Abfallstoffe« sich in der Haut ansammeln.

Der Dickdarmmeridian, der von der Lunge in dieser Zeit sein Qi erhält, zieht vom Zeigefinger über die Schulter bis zur Nase. In

TIPP: Entschlacken
Auf Seite 124 finden Sie einen Buchtipp zu natürlichen Entschlackungskuren.

ANZEICHEN FÜR PROBLEME DES DICKDARMMERIDIANS

Dies sind die häufigsten Symptome bei Problemen des Dickdarms:

> Verstopfung, die sich auch am frühen Morgen nicht löst
> Durchfälle
> Bauchschmerzen, Bauchgrummeln und Blähungen

Aus Sicht der TCM hilft die Stärkung des Dickdarms auch bei:

> ständig geschwollener oder sehr trockener Nasenschleimhaut
> Hautproblemen

Auf der psychischen Ebene stehen Dickdarmprobleme in Verbindung mit:

> Unfähigkeit, sich aus einer eingefahrenen Lebenssituation zu befreien
> übermäßiger Sparsamkeit, Habgier oder auch Verschwendungssucht
> übermäßigem Reinlichkeitsbedürfnis oder »Messie«-Naturell

diesem Verlauf machen sich häufig ebenfalls Blockaden in der Ausscheidung bemerkbar, etwa Zahnprobleme oder die anhaltenden Schwierigkeiten, die man mit einer selten richtig freien Nase haben kann: wenn man »die Nase voll hat«, sich aber von festgefahrenen Lebenssituationen nicht trennen und befreien kann.

Wohltuende Leere für den Dickdarm

Nehmen Sie sich die Zeit und Ruhe für den morgendlichen Gang zur Toilette. Aber auch die Zeit, um sich Ihre Gewohnheiten bewusst zu machen: Essen Sie oft nebenbei und in Hektik? Essen Sie viel Fleisch, Fett und Fastfood? Schonen Sie einige Tage den Darm, indem Sie auf tierisches Eiweiß und Fertigprodukte sowie auf Koffein, Nikotin und Alkohol verzichten, nur wenig Zucker und Fett verwenden. Stattdessen schwelgen Sie in Gemüse, frischen Salaten, Reis und Vollkorn. Bereiten Sie alles schonend zu, essen Sie in Ruhe und ohne Ablenkung. Trinken Sie viel Wasser und Kräutertee! Zur Belohnung normalisiert sich Ihre Verdauung, Ihre Haut wird reiner und schöner, Ihre Nase ist endlich ganz frei.

Rituale erleichtern das Leben

Loslassen ist für viele eine große Herausforderung, sind wir es doch gewohnt, immer mehr zu haben. Askese, Fasten, Enthaltsamkeit haben nur geringen Raum, sie öffnen jedoch Geist und Seele für viel Neues: Langeweile und Leere machen uns erst wieder aufnahmefähig – so wie bei einer Weinprobe zwischendurch klares Wasser oder neutrale Kekse serviert werden. Leere und Fülle – Yin und Yang – sind in unserem Leben gleich wichtig.

Wenn Sie aus einer festgefahrenen Lebenssituation oder Bindung nicht herauskommen, wenn Sie sich nach dem Tod eines Freundes nicht von all dem lösen können, was Sie ihm noch mitteilen wollten: Schreiben Sie einen Brief! Allein dadurch schaffen Sie Ordnung und Platz für Neues. Sie können den Brief tatsächlich absenden, ihn aber auch verbrennen oder verstecken. Solche Rituale entlasten, geben Klarheit, Sicherheit und Orientierung!

Auf den folgenden Seiten finden Sie weitere Tipps, um den Dickdarm zu unterstützen. Zur Anwendung siehe auch ab Seite 33.

LANGEWEILE

Besonders gut kann man bei Kindern beobachten, wie wichtig gelegentliche Langeweile ist: Werden sie nicht mit Freizeitangeboten oder neuen Spielzeugen überschüttet, entwickeln sie oft die wunderbarsten kreativen Ideen!

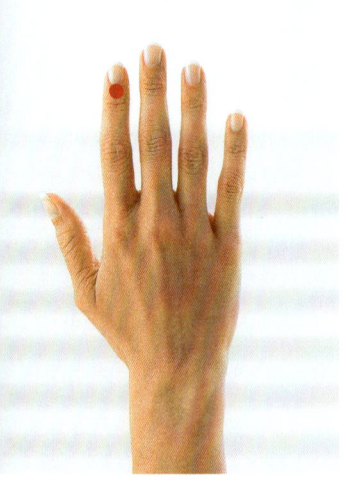

Behandeln Sie den Punkt Dickdarm 1 sanft drückend.

Akupressur: Gegen Koliken und Zahnschmerzen

Der Akupunkturpunkt Dickdarm 1 liegt am daumenwärts gelegenen Nagelfalz des Zeigefingers. Wenn Sie ihn mit dem Fingernagel 3 bis 5 Minuten drücken (ohne kreisende Bewegung), kann dies bei Zahnschmerzen und Darmkoliken helfen.

Heilsteine: reinigende Kombination

Diese Kombination als Edelsteinwasser ist sehr hilfreich, um Ausscheidung und Entschlackung anzuregen: Bergkristall, Biotit, Hämatit, roter Jaspis, Onyx, Rauchquarz, Saphir.

Auf der emotionalen Ebene hilft der durchsichtige Rutilquarz mit seinen wunderschönen goldenen oder bräunlichen Einschlüssen. Er gilt als Wahrheits- und Schutzstein: Indem wir uns von der Meinung der anderen lösen, finden wir zu unserer eigenen Wahrheit und eigentlichen Bestimmung. Gleichzeitig bringen auch andere uns mehr Aufrichtigkeit und Ehrlichkeit entgegen.

Schüßler-Salz: Natrium sulfuricum D6

Das Salz Nr. 10 regt die Reinigung über den Darm an, hilft Wassereinlagerungen und Schlacken auszuscheiden und reinigt das Bindegewebe. Es reguliert die Darmtätigkeit und kann auch dazu beitragen, Darm- und Hautpilze zu reduzieren. Das Salz hilft Ihnen dabei, sich leichter mit dem Leben auszusöhnen, Ihre eigenen Unzulänglichkeiten nicht immer in den Vordergrund zu stellen und nicht mehr an das unausweichliche negative Schicksal zu glauben.

Homöopathie: Magnesium muriaticum

Ein bewährtes homöopathisches Mittel bei Verstopfung ist Magnesium muriaticum D3, wenn zur Verstopfung starke Blähungen hinzukommen und der ganze Bauch schmerzhaft gespannt ist.

Heilpflanzen: beruhigend oder anregend

> **Bei Durchfall:** Tormentillwurz, als Pulver mehrmals täglich 1 Messerspitze eingenommen, wirkt bremsend auf die Darmtätigkeit. Ebenso ein Tee aus Heidelbeerfrüchten: 3 EL auf ½ Liter Wasser, 10 Minuten köcheln.

TIPP: Die Verdauung anregen

Helfen Sie Ihrem Darm durch mehr Ballaststoffe aus Gemüse und Vollkorn. 1 bis 2 Esslöffel Leinsamen morgens in Müsli, Joghurt oder Saft eingeweicht regt bei hartem Stuhl die Verdauung an.

> **Verdauungsfördernd:** Ein bewährter Bittertee zur Anregung der Verdauung. Höchstens ½ Teelöffel in einer Tasse mit heißem Wasser überbrühen, vor dem Essen trinken: 20 g Wermut, 20 g Tausendgüldenkraut, 20 g Pomeranzenschalen, 10 g Fieberklee, 10 g Kalmuswurzel, 10 g Enzianwurzel, 10 g Zimtrinde.

Bachblüte Chicory: bei Überfürsorglichkeit

Der Dickdarm ist mit für das Gleichgewicht von Distanz und Nähe zuständig. Verlangen Sie sehr nach Zuneigung und Gesellschaft, opfern sich für Ihre Lieben auf, sind aber enttäuscht, wenn die sich nicht bedanken? Können Sie andere schlecht gehen lassen, nehmen ungern Abschied und wirft man Ihnen vor, überfürsorglich und betulich zu sein? Die Blüte Chicory hilft beim Loslassen!

Was dem Dickdarm sonst noch hilft

> **Reinigung zu Tagesbeginn:** Trinken Sie morgens nach dem Zähneputzen in Ruhe mindestens 1 Glas warmes Wasser!
> **Verdauungsfördernde Meridianmassage:** Umschließen Sie einen Ihrer Zeigefinger mit der anderen Hand und reiben ihn fünf Minuten Richtung Nagel: Hier endet der Dickdarmmeridian.
> **Stärkende Bauchmassage:** Im Uhrzeigersinn den Bauch zu massieren, aber auch alle anderen Varianten des »Bauchpinselns« wie zum Beispiel Streicheleinheiten für den Bauch stärken den Dickdarm nachhaltig. Unterstützend wirkt Wärme auf dem Bauchnabel, etwa durch »Handauflegen«, ein kleines Dinkelkissen oder einen leicht angewärmten Heilstein (siehe Seite 62).
> **Atemübung zur Stärkung des Dickdarms:** Verschließen Sie mit dem rechten Daumen das rechte Nasenloch. Atmen Sie durchs linke Nasenloch langsam ein. Verschließen Sie beide Nasenlöcher, und halten Sie die Luft einige Sekunden an. Atmen Sie dann durchs rechte Nasenloch langsam aus. Nun wechseln Sie die Seite. 14-mal wiederholen.
> **Nasenmassage für eine freie Nase:** Massieren Sie sanft mit den Zeigefingern den Bereich um Ihre Nase herum, wie auf dem Bild zu sehen. Geben Sie vorher ein wenig Schüßler-Salbe Nr. 8 Natrium chloratum auf die Fingerspitzen.

Fahren Sie die Linien wie auf dem Bild gezeigt sanft mit Ihren Fingern nach.

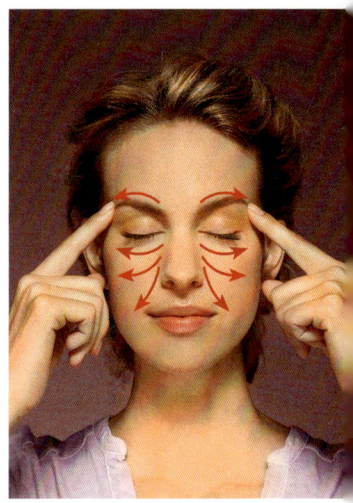

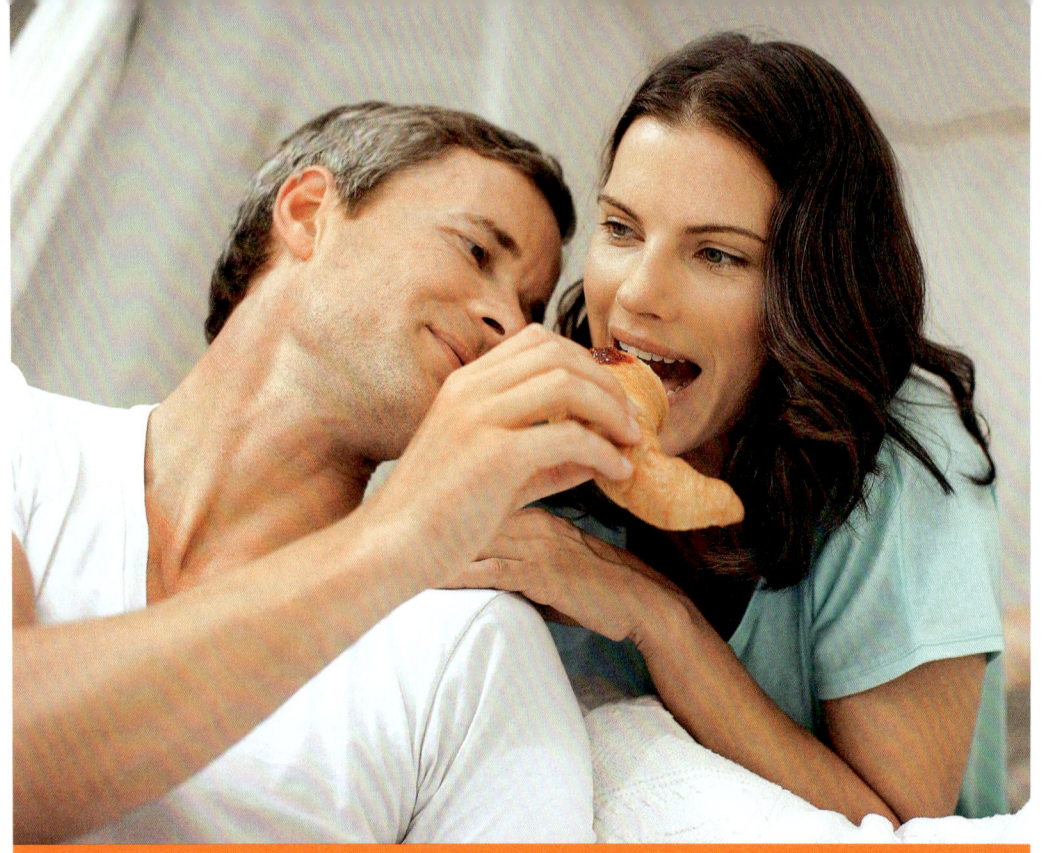

Magenzeit (7 bis 9 Uhr): Aufnahmebereitschaft

Morgens um sieben ist die Welt noch in Ordnung? Für viele Menschen, vor allem in Familien mit Kindern, ist es eher eine unruhige und stressige Zeit. Dabei sollten wir in Ruhe unser Frühstück genießen können, denn zwischen sieben und neun Uhr morgens ist unser Organismus aufnahmebereit und kann Nahrung am besten verarbeiten. Aber auch der Geist ist jetzt höchst aufgeschlossen für neues »Futter«, zum Beispiel für angeregte Gespräche am Frühstückstisch oder die Informationen aus Radio und Zeitung.

Energie tanken und verarbeiten

Wir sind auf »Input« angewiesen: Ohne Essen und Trinken können wir nur kurze Zeit leben, und auch ohne geistige oder gefühlsmäßige Nahrung verkümmern der Verstand und die Seele.

Das Frühstück ist ein wichtiger Ruhepol, bevor der Tag so richtig auf Touren kommt. Dabei geht es zum einen um die Nahrungsaufnahme für den Körper, um Sattwerden und Genuss: Zu dieser Uhrzeit können Verdauung und Stoffwechsel die zugeführten Nährstoffe besonders gut verarbeiten. Zum anderen ist die morgendliche Mahlzeit aber auch eine wichtige Gelegenheit des Zusammenkommens und des Austauschs von Nahrung ganz anderer Art: Gefühle und Informationen.

Alles, was wir an Energien aus der Welt aufnehmen, geht durch den Magen. Auch Gefühle, Wissensstoff, Erlebnisse und Erfahrungen müssen erst einmal »geschluckt« werden, ehe sie von unserem Organismus verarbeitet und nutzbar gemacht werden können. Manches ist so schlecht zu verdauen, dass es uns gleich wieder »hochkommt« oder uns »aufstößt«.

Probleme des Magenmeridians: Überforderung

Die beim Frühstück genährte Lebensfreude und Neugier lassen gleichzeitig auch die Stress- oder Aktivitätshormone (siehe Seite 17) in einem Maße ansteigen, das dafür sorgt, dass wir frisch und

MAGEN UND MÖGEN

Wir reagieren oft mit dem Magen, wenn wir eine Person oder eine Information »nicht schlucken« können. Morgens haben wir die meiste Energie, um Sympathien, Antipathien, Aversionen zu verarbeiten.

DER PARTNERMERIDIAN: DIE PERIKARDLEITBAHN

12 Stunden vor beziehungsweise nach der Magenzeit, also abends von 19 bis 21 Uhr, wenn Sie sich zurückziehen und eher für Ihren Seelenfrieden sorgen sollten, ist der Magen am schwächsten und der Herzbeutel (Perikard) am besten mit Qi versorgt. Ausgerechnet jetzt findet bei den meisten die Hauptmahlzeit statt. Verlegen Sie diese doch mehr nach vorn! Bei Störungen des Magens helfen auch Behandlungen der Perikardleitbahn (siehe ab Seite 100).

munter in den Tag gehen. Druck, Hetze und Anspannung führen dagegen besonders in der Magenzeit dazu, dass die Stresshormone übermäßig und gesundheitsschädlich ansteigen!

So wie man sich an einer Speise »überessen« kann, so kann dies auch bei anderer schwer verdaulicher Kost geschehen. Die Informationsflut aus Fernsehen, Internet und der Zeitung überfordert häufig unsere Verarbeitungsfähigkeit. Katastrophenmeldungen in den Medien bringen viele Menschen an die Grenzen ihrer Belastbarkeit. Schon bei den alten chinesischen Ärzten hieß es deswegen, dass zu viel Denken den Magen belaste. Durch den Druck der Gedanken und zu viel Grübeln verlangsamen sich der Energiefluss, die Verdauung und auch der Stoffwechsel. Viele neigen dazu, sich und ihren Magen morgens und auch sonst zu überlasten, indem sie zu viel Hektik zulassen und sich der Informationsflut ergeben. Aber auch Konflikte im Alltag können uns belasten und sich in Magenproblemen bemerkbar machen, etwa wenn wir im Beruf zu viel schlucken müssen.

ANZEICHEN FÜR PROBLEME DES MAGENMERIDIANS

> morgendliche Appetitlosigkeit bis hin zum Widerwillen gegen Essen
> Völlegefühl, Aufstoßen, Schluckauf, Sodbrennen, Übelkeit und Erbrechen
> Mundgeruch trotz bester Mundpflege
> Magenschleimhautentzündungen, Magengeschwüre

Aus Sicht der TCM hilft die Stärkung des Magens auch bei:
> häufigen Zahnschmerzen, Rhagaden, Aphthen, Zahnfleischbluten
> bei Frauen: Probleme der Brüste wie Brustentzündung in der Stillzeit bis hin zu Eierstockzysten, Ausfluss und Scheidenpilz

Auf der psychischen Ebene stehen Magenprobleme in Verbindung mit:
> zu viel »schwerer Kost« im privaten oder beruflichen Bereich oder über die Medien, die nicht verarbeitet werden kann
> belastenden Problemen, über die man ständig nachgrübelt und für die man keine Lösung findet
> Wut, die kein Ventil findet und »auf den Magen schlägt«
> allgemeiner Erschöpfung
> Trägheit und Melancholie
> ausgeprägten Ekelgefühlen und starken Aversionen

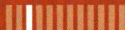

Die Magenleitbahn beginnt im Auge, zieht über die Wange zur Brust, dann über den Unterbauch an der Außenseite der Beine bis zur zweiten Zehe. Sehr häufig vorkommende Beschwerden auf dieser »Strecke« sind auf eine Blockade oder Schwäche in dieser Leitbahn zurückzuführen. Das können Zahnschmerzen sein oder bei Frauen Probleme der Brüste oder der Unterleibsorgane.

Neue Energiereserven für den Magen

Beim Essen nehmen Sie nicht nur Nährstoffe, Mineralien und Vitamine auf, sondern Sie genießen, schmecken, fühlen die Speise. Nach einem guten Essen fühlen Sie sich satt, »rund« und dennoch kräftig. Wenn Sie dem Essen Ihre volle Aufmerksamkeit schenken, bekommen Sie ein sicheres Gefühl dafür, wann es genug ist. Auch arbeitet Ihr Stoffwechsel dann besser und kann den Körper optimal mit lebensnotwendigen Energien und Nährstoffen versorgen. Lieben Sie sich und Ihren Körper! In der chinesischen Medizin sind Lebenskraft und Lebensfreude das Wichtigste im Dasein des Menschen. Hinterfragen, Analysieren, Nährstoff- und Kalorientabellen als Grundlage fürs tägliche Essen zu verwenden macht die wenigsten Menschen auf Dauer schlanker und gesünder.

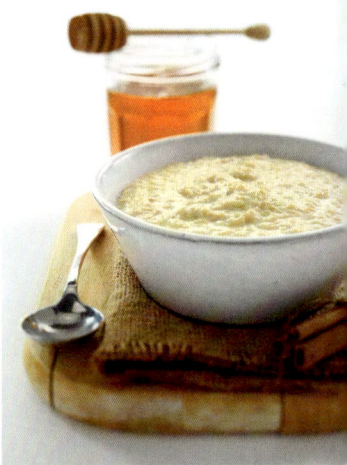

Gegarte Speisen wie Porridge (Haferbrei) sind morgens besser zu verwerten als Rohkost.

Die Freude am Frühstücken wiederfinden

Um morgens wieder Appetit zu haben und das Magen-Qi zu stärken, sollten Sie zunächst abends auf üppige Mahlzeiten verzichten. Außerdem gilt es morgendlichen Stress zu vermeiden und dem Magen leicht verdauliche Kost zuzuführen – am besten gekochte, leicht gewürzte Speisen wie Porridge oder Grießbrei mit Kardamom oder Zimt, Milchreis mit Birnenkompott, ein nicht zu fettes Omelett. Getoastetes Vollkornbrot können die meisten besser verwerten als Müsli mit Obst – das können Sie wieder essen, wenn Ihr Magen-Qi nach einigen Wochen stärker geworden ist. Sorgen Sie für Ruhe und genug Zeit am Morgen. Vielleicht stehen Sie 15 Minuten früher auf und gönnen sich eine entspannte Morgenmahlzeit? Dabei tanken Sie Energie für den ganzen Tag.
Im Folgenden finden Sie weitere Tipps, um Ihren Magen zu unterstützen. Zur Anwendung beachten Sie bitte Seite 33.

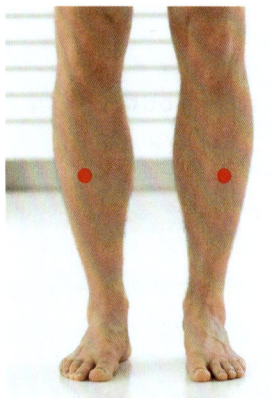

In Japan heißt es, man solle mit niemandem auf Wanderschaft gehen, der nicht vorher an diesem Punkt behandelt wurde! Verwenden Sie dafür die anregende Technik.

Akupressurpunkt Magen 36: nachhaltig stärkend

Der Punkt liegt eine Handbreit unter der Kniescheibe, seitlich des Schienbeins. Seine Behandlung kräftigt den Magen und den gesamten Körper! Behandeln Sie den Punkt zwischen 7 und 9 Uhr 3 bis 5 Minuten mit der anregenden Technik (siehe Seite 39).

Bernstein und Imperialtopas: aktivierend

Der warmgelbe Bernstein, ein fossiles Harz, ist ein sehr alter Heilstein. Er fördert den Stoffwechsel und das Zusammenspiel der Verdauungsorgane, lindert Magenkrämpfe und Bauchschmerzen. Wenn Sie zu einem empfindlichen Magen neigen, tragen Sie doch eine Bernsteinkette. Bei gelegentlichen Beschwerden legen Sie einen Stein auf die Magengegend mit einer Wärmflasche darüber. Bernsteinwasser (siehe Seite 42) kräftigt einen Reizmagen.

Imperialtopas ist ein gelblicher bis bräunlicher Kristall. Die alten Griechen glaubten, er speichere die Strahlen der Sonne und bringe seinem Träger Lebensfreude. Der Stein verleiht Optimismus und bewahrt uns vor chronischer Erschöpfung des Magens. Tragen Sie ihn tagsüber und legen ihn nachts unter Ihr Kopfkissen.

Schüßler-Salz Nr. 11: den Willen stärken

Fühlen Sie sich ständig von allem betroffen und für alles zuständig? Können Sie schlecht Nein sagen, weil Ihnen Harmonie über alles geht, und tun deshalb oft Dinge, die Sie gar nicht tun wollen? »Schlucken« Sie nicht mehr alles, überlegen Sie mehr, was und wen Sie wirklich mögen! Das Schüßler-Salz Silicea D12 festigt Ihren Willen (und Ihr Bindegewebe, was für eine straffe Haut sorgt).

Homöopathische Hausapotheke für den Magen

Alles zur Einnahme der Mittel finden Sie ab Seite 43.

> **Gegen Übelkeit und Völlegefühl:** Nux vomica D4, vor dem Essen einnehmen.

> **Gegen Sodbrennen und saures Aufstoßen:** Arsenicum album D6, nach dem Essen einnehmen.

> **Gegen Sodbrennen und bitteres Aufstoßen:** Acidum sulfuricum D3.

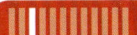

> **Bei Völlegefühlen, Blähungen und allgemeinem Schweregefühl:** Carbo vegetabilis D6.

Heilpflanzen: stärkend, anregend, lindernd

> **Bei nervösem, stressanfälligem Magen** hilft eine Mischung aus Kamille, Pfefferminze, Melisse und Scharfgarbe zu gleichen Teilen. 2 TL in einer Tasse überbrühen, zugedeckt 10 Minuten ziehen lassen. 3 Tassen pro Tag trinken.

> **Für Selbstbewusstsein und innere Stärke:** Die scharfe Meisterwurz kräftigt den Magen und schützt vor schädlichen äußeren Einflüssen. Zubereitung wie bei der Teemischung oben.

> **Bei häufigen Magenschmerzen:** Trinken Sie eine große Tasse starken Kamillentee (3 TL pro Tasse) oder lösen Sie in einem Glas warmem Wasser 30 Tropfen Kamillentinktur. Danach legen Sie sich sofort für 5 bis 10 Minuten auf den Rücken, ebenso lange auf die linke, dann auf die rechte Seite und zum Schluss auf den Bauch. 3 bis 4 Wochen lang 2-mal täglich.

Bachblüte White Chestnut: für innere Ruhe

Diese Blüte ist hilfreich, wenn Ihre Gedanken immer um ein Thema kreisen. Sie können dieses nicht »schlucken« und daher nur schwer abschalten. Sie werden von immer gleichen Selbstgesprächen geplagt und können sich nur schlecht konzentrieren. White Chestnut hilft Ihnen, geistig wieder zur Ruhe zu kommen.

Was dem Magen sonst noch hilft

> **Morgens in Schwung kommen:** Lassen Sie kräftig die Arme nach hinten schwingen und versuchen mit den lockeren Fäusten etagenweise alle Regionen Ihres Rückens abzuklopfen.

> **Kräftigendes Frühstück für Gestresste:** Kochen Sie sich ein Porridge aus 40 g Haferflocken, 20 g Butter, etwas gemahlenem Koriander, Zitronensaft und Salz. Rühren Sie Haferflocken und Butter in 250 ml kochendes Wasser, würzen mit Koriander, Zitronensaft und Salz und lassen alles 10 Minuten köcheln. Dazu passen Ei, Sojasauce, geröstete Sonnenblumenkerne oder gemahlener Sesam, frische Kräuter oder Kompott.

TIPP: Hilfe bei akutem Sodbrennen

Hier hilft auch roher Kartoffelsaft (3- bis 4-mal täglich 5 ml, vor dem Zubettgehen nochmals 10 ml) oder in Wasser verrührte ultrafeine Heilerde (nach Packungsanleitung). Alles bekommen Sie im Reformhaus.

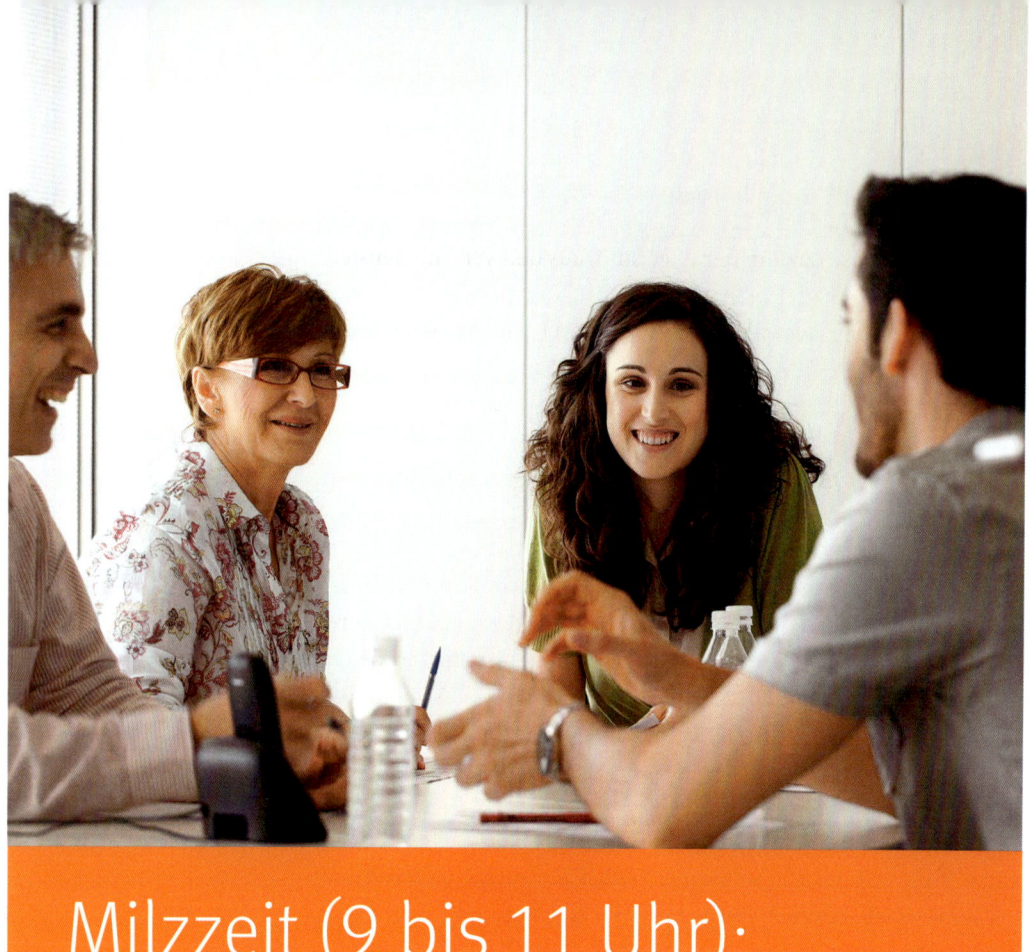

Milzzeit (9 bis 11 Uhr):
Stoffwechsel in Aktion

Wenn Sie vor einer schwierigen Aufgabe stehen, bei der Ihre Geisteskraft sehr stark gefordert ist, sollten Sie versuchen, sich am Vormittag während der Milzzeit daranzumachen: Jetzt können wir am besten lernen und denken! Wie gut es unserem Organismus gelingt, die Energie dafür bereitzustellen, hängt jedoch unmittelbar mit unseren Ernährungsgewohnheiten zusammen – und damit, wie wir mit all dem geistigen »Input« umgehen, der tagtäglich auf uns einströmt.

Lernen, denken und Neues schaffen

Es ist ein Grundprinzip des menschlichen Daseins, dass wir auf beispiellose Weise dazu in der Lage sind, aus den verschiedensten Stoffen unseren Nutzen zu ziehen. Wir können uns nicht nur selbst mit den minderwertigsten Nahrungsmitteln zumindest am Leben erhalten, sondern auch aus der schlechtesten geistigen Kost oft etwas Positives gewinnen und das Erfahrene als einen Baustein zu unserem Wissensstand hinzufügen. Unser Organismus ist ein fantastisch effektives Kraftwerk!

In der chinesischen Medizin wird diese Verarbeitung im Stoffwechsel vor allem der Milz zugeschrieben. Aus unserer heutigen Sicht würden wir die Bauchspeicheldrüse (Pankreas) und auch Funktionen des Dünndarms dazuzählen. Sie alle tragen dazu bei, dass wir aus dem Vielerlei von Substanzen und Energien, die wir tagtäglich mit Körper, Geist und Seele aufnehmen, etwas Lebenserhaltendes extrahieren können. Dieser Stoff-Wechsel von fremden zu körpereigenen Substanzen findet Tag und Nacht statt, am effektivsten jedoch in der Zeit zwischen 9 und 11 Uhr vormittags.

Probleme des Milzmeridians: Erschöpfung in der Überfülle

Die unterschiedlichsten Stoffe und Impulse müssen wir tagtäglich aus der Umwelt aufnehmen, um existieren zu können. In früheren Zeiten der Menschheitsgeschichte war dies ein überschaubares Potenzial an »Input«: Man aß, was die Jahreszeiten hergaben. Später konnte man außerdem auf gepökelte, eingeweckte oder getrocknete Produkte der Natur zurückgreifen. Von Beginn an waren die Menschen darauf bedacht, das tägliche Essen zu verfeinern und haltbar zu machen.

Heute ist die Nahrungsmittelindustrie in der Lage, völlig neue Speisen zu erschaffen – sogar mit Zutaten, die wenig mit dem Essen zu tun haben, etwa auf der Grundlage von Erdöl.

DER PARTNERMERIDIAN: DIE LEITBAHN DES DREIFACHERWÄRMERS

12 Stunden vor beziehungsweise nach der Milz-Pankreas-Zeit, also abends zwischen 21 und 23 Uhr, hat der Meridian des Dreifacherwärmers (Sanjiao, siehe ab Seite 106) sein energetisches Maximum, jetzt hingegen führt er am wenigsten Energie mit sich. Sein »Zuständigkeitsbereich« liegt in der Verteilung der Energien. Es kann also auch an einer energetischen Störung dieses Meridians liegen, wenn Sie vormittags keinen klaren Gedanken fassen können!

BESCHWERDEN IM MERIDIANVERLAUF
Schwächen des Milzmeridians zeigen sich häufig in seinem Verlauf von der Großzehe über die Innenseite der Beine und den Unterbauch bis zu den Flanken: Unterschenkel-Ödeme an der Innenseite der Wade, aber auch Probleme bei der Menstruationsblutung und dem Eisprung.

Wenn es zur Überlastung mit solchen fremden Stoffen kommt, dann plagen wir uns mit Allergien und Unverträglichkeiten herum. Je nach zusätzlicher Schwachstelle kommt es auch zu Haut- oder Lungenproblemen, zu Verdauungsstörungen oder gar zu lebensbedrohlichen Komplikationen. Auch Stoffwechselerkrankungen können eine Folge unnatürlicher Ernährung sein, etwa der Typ-2-Diabetes, der im Wesentlichen durch »Überfütterung« bei gleichzeitigem Stress und Bewegungsmangel ausgelöst wird. Hinzu kommt noch die Informationsflut aus den Medien, besonders dem Internet, die uns typischerweise schon am Vormittag überschwemmt. Erstes Anzeichen für eine Überlastung kann sein, dass Sie sich vormittags zur Milzzeit matt, benebelt und auch körperlich schwer und gebläht fühlen. Ihre Aufnahmekapazität ist erschöpft, und alles, was Sie jetzt noch zu sich nehmen, ist nur schwerer Ballast, statt Ihnen Energie zu liefern – zum Beispiel die zweite Tasse Kaffee mit Schokokeksen zum »Aufmuntern«.

Schweregefühle und Senkungen

Zu viel Ballast, den unser Organismus nicht verarbeiten kann, hat zur Folge, dass unsere Energie nach unten versackt. Es kommt zu Schweregefühlen, aber auch zu tatsächlichen Senkungen (Gebärmutter, Blase) und zu Flüssigkeitsansammlungen in den Beinen – ein häufiges Problem bei einer überwiegend sitzenden oder stehenden Tätigkeit und allgemeinem Bewegungsmangel.

Mitfühlen und Mitleiden

In der Gemeinsamkeit gedeiht persönliches Wachstum. Aber nicht immer ist das, was uns in anderen Menschen begegnet, leicht verdaulich. Oder es ist einfach zu viel, was uns da aufgetischt wird. Nicht nur wenn Sie in einem sozialen Beruf wie Erziehung, Pflege, Beratung arbeiten, auch im Kreis der Familie oder der Freunde kann es manchmal einfach zu viel sein. Vor lauter Grübeln, Mitdenken und Mitfühlen kommt man zu keinem konstruktiven Ergebnis, das einen selbst weiterbringen kann. Auch die körperliche Aktivität schwindet, die Sorgen werden zur riesigen Last, man zieht sich zurück, um regelrecht zu versumpfen und zu versacken.

ANZEICHEN FÜR PROBLEME DES MILZMERIDIANS

Dies sind die häufigsten Symptome bei Problemen der Milz:

❯ Erschöpfung am Vormittag zwischen 9 und 11 Uhr, einhergehend mit einem »benebelten« Gefühl und Schweregefühlen

❯ Allergien und Unverträglichkeiten

❯ stoffwechselbedingtes Übergewicht, Blähungen, Durchfälle, Verstopfung und Nahrungsmittelunverträglichkeiten

❯ chronische Stoffwechselerkrankungen wie Typ-2-Diabetes

❯ Mattigkeit und Erschöpfung, Schlaf- und Konzentrationsstörungen

Aus Sicht der TCM hilft eine Stärkung der Milz auch bei:

❯ Ödemen vor allem an der Wadeninnenseite, Besenreisern, Krampfadern

❯ Menstruationsbeschwerden, Vaginalausfluss, Schmerzen beim Eisprung

❯ Cellulite

Auf der psychischen Ebene stehen Milzprobleme in Verbindung mit:

❯ Überforderung mit den eigenen Problemen und denen anderer

❯ Neigung zum Grübeln, wobei man sich immer weiter von einer Lösung entfernt

So wird Ihr »Kraftwerk« wieder effektiv

Gönnen Sie sich Schonzeiten, wenn Sie sich überlastet und voll fühlen, sollten Sie nicht noch mehr in sich hineinstopfen. Und das, was Sie zu sich nehmen, sollte gut zu verarbeiten sein.

Dass unsere Vorfahren das Feuer zum Garen der Speisen entdeckt haben, war ein großer Schritt in der Entwicklung der Menschheit – so kann unser Körper die Nahrung besser verarbeiten. In China und Japan wird Gemüse schonend gegart, statt es roh zu essen, wie es bei uns in Mode ist. Auch Milchprodukte werden bei uns in Mengen verzehrt, für die der menschliche Organismus höchstens im Babyalter ausgelegt ist. Milch, Käse und Co sind für viele schlecht zu verdauen und verschleimen Körper und Geist. Auch den allgegenwärtigen Weizen vertragen viele Menschen nicht gut. Man kann aber auf fast alles empfindlich oder allergisch reagieren. Darum ist es wichtig, ein wenig in sich hineinzuhorchen: Wenn Sie häufig im Zusammenhang mit dem Essen unter Verdauungsproblemen oder einem benebelten Gefühl leiden, sollten Sie Ihren Speiseplan überdenken! Finden Sie heraus, was und wie viel Ihnen

TIPP: Abschalten
Beugen Sie dem geistigen »Overload« vor, indem Sie nichts tun, dösen, Musik hören, aus dem Fenster schauen oder mit einem wirklich leichten Roman »auf Reisen gehen«.

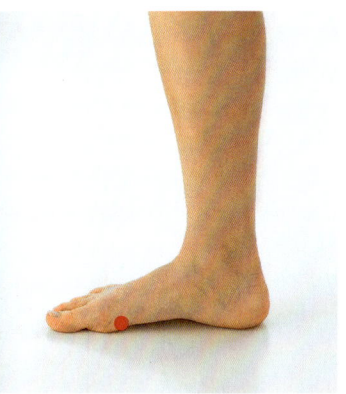

gut tut, statt sich an selbst ernannte Ernährungspäpste, immer neue Diätkonzepte und Nährstofftabellen zu halten!

Im Folgenden finden Sie weitere Tipps, um Ihre Milz zu unterstützen. Zur Anwendung siehe auch ab Seite 33.

Akupressurpunkt Milz 3: stoffwechselanregend

Der Punkt liegt vor dem Großzehengrundgelenk an der Seite des Fußes. Seine Behandlung ist sehr wirkungsvoll bei Stoffwechselstörungen. Reiben Sie ihn in der Milzzeit 3 bis 5 Minuten lang hin und her, bis die Stelle und Ihre Finger warm werden.

Behandeln Sie den Akupressurpunkt Milz 3 leicht hin und her reibend.

Fluorit und Citrin: aktivierend und stärkend

Im alten China wurde der Fluorit zum Schutz vor bösen Mächten getragen. Doch auch auf körperlicher Ebene ist er sehr wirksam. Gerade der gelbe Fluorit hat eine aktivierende Wirkung auf die Milz. Er wirkt unterstützend bei der Blutreinigung, sorgt für mehr Vitalität und Wohlbefinden. Er aktiviert unsere Ausscheidung und wirkt damit letztendlich auch stärkend auf das Immunsystem.

Der leuchtend gelbe Citrin wurde bei uns als Sonnenstein verehrt, der dem Träger Unsterblichkeit bescheren sollte. Im alten Rom trug man ihn als Schutzstein gegen Neid und Intrigen. Er wirkt stimmungsaufhellend und stärkt sensible Menschen, bewahrt vor Grübeln und Trübsal und zeigt stattdessen neue Wege auf.

Noch ein Tipp: Bergkristall, Biotit, Hämatit, roter Jaspis, Onyx, Rauchquarz und Saphir sind eine ideale Kombination für Wohlbefinden und Schönheit. Diese Steine fördern generell die Verdauung und Ausscheidung. Lassen Sie sich doch eine Heilstein-Halskette anfertigen, die Stoffwechsel und Entschlackung anregt.

Schüßler-Salz Nr. 4: entschlackt das Bindegewebe

Die Entgiftung ist bei einer Schwäche des Milzmeridians und von Milz und Pankreas selbst unzureichend, Schadstoffe lagern sich im Bindegewebe ab. Die Folge sind Schwere- und Stagnationsgefühle. Das Salz Nr. 4 Kalium chloratum D6 wird eingesetzt bei schwachem Bindegewebe, Übergewicht, aber auch Durchblutungsstörungen wie Besenreisern oder Krampfadern.

Heilpflanzen: stärkend und entlastend

> **Bei geistiger Überlastung:** Wenn Grübeln und Sorgen zu Unruhegefühlen und Herzrasen führen, hilft Tee aus Passionsblumenkraut. 2 TL in einer Tasse mit kochendem Wasser übergießen, 10 Minuten ziehen lassen, 3-mal täglich 1 Tasse trinken.
> **Bei Cellulite:** Tee aus Ackerschachtelhalm (Zinnkraut, Zubereitung wie oben) entschlackt von »nicht Verdautem«.
> **Bei Bindegewebsschwäche und schweren Beinen:** Sehr bewährt ist die Rosskastanie, die es als Einreibung in der Apotheke gibt. Auch im übertragenen Sinne können die Früchte dieses Wald- und Straßenbaumes fehlende Leichtigkeit aufheben.
> **Zur Entlastung und verdauungsfördernd:** Fenchelsamen, Brennnessel-, Rosmarin-, Melissen- und Thymianblätter zu gleichen Teilen mischen, bei Bedarf 2 TL in einer Tasse überbrühen, zugedeckt 15 Minuten ziehen lassen und trinken.

Bachblüte Honeysuckle: Vergangenes loslassen

Wer zum Grübeln neigt, nachtragend ist und sich nur schwer von vergangenen Ereignissen oder Beziehungen lösen kann, für den ist Honeysuckle die Blüte der Wahl. Mit ihr nimmt das Interesse an der Gegenwart zu, man kann den Ballast der Vergangenheit loslassen und sich wieder besser konzentrieren.

Was der Milz sonst noch hilft

> **Affirmationen bei Sorgen und Druck:** Liebevoll aufmunternde Worte bringen Gelassenheit und schaffen Vertrauen: »Ich bin ruhig und erledige eins nach dem anderen.« – »Ich nehme die Situation als Herausforderung an.«
> **Konzentrations- und Lernstörungen »wegklopfen«:** Oft hilft es, mit lockeren Fingern den eigenen Scheitel zu beklopfen.
> **Beim Essen die Milz stärken:** Nehmen Sie sich Zeit zum Kochen, decken Sie sich den Tisch schön. Stärkend wirkt zum Beispiel eine Hirsesuppe mit Möhren- und Pastinakenwürfeln, die Sie nach dem Kochen mit Olivenöl, Muskat, Pfeffer, Salz und frischen Kräutern würzen. Auch eine klassische Hühnersuppe, gewürzt mit Ginseng, Thymian und Rosmarin, stärkt und wärmt.

TIPP: Warme Farben
Gelb- und Brauntöne unterstützen Milz und Magen. Tragen Sie oft Kleidung in Erdfarben. Verwenden Sie Essgeschirr und Tischwäsche in Goldgelb bis Braun. Hängen Sie in der Küche ein Bild von einem wogenden Weizenfeld auf.

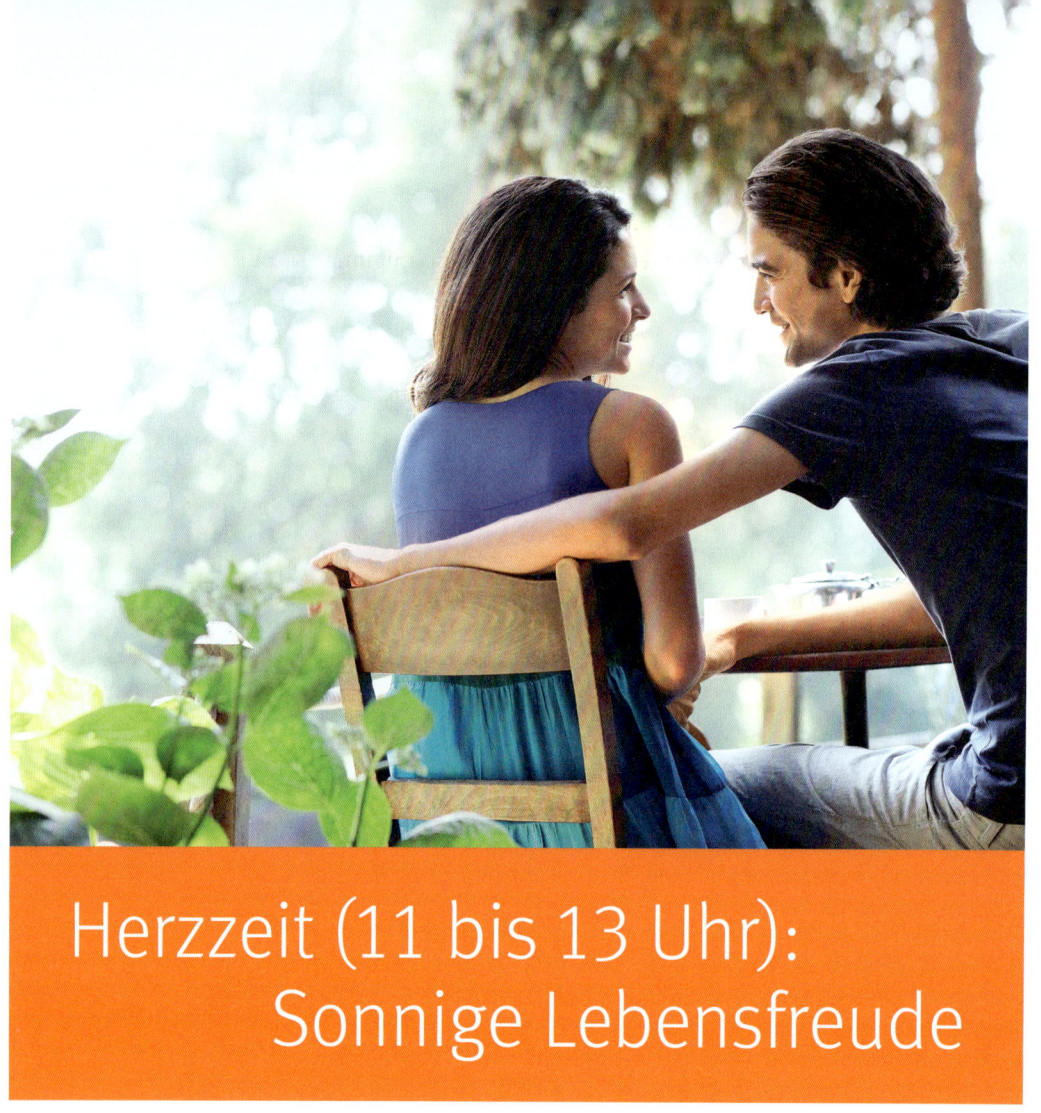

Herzzeit (11 bis 13 Uhr):
Sonnige Lebensfreude

Es ist Mittagszeit. Die Sonne hat ihren Zenit erreicht, es sind die hellsten Stunden des Tages und auch die wärmsten. Im Laufe des Vormittags haben wir schon einen bedeutenden Teil unseres Arbeitspensums geschafft. Nicht nur in den südlichen Gefilden trifft man sich zu dieser Uhrzeit, setzt sich zusammen und lässt die Arbeit ein wenig beiseite – vielleicht bei einem guten Essen, einem Gläschen Wein ... Mittags holen wir Luft, tauschen uns aus und tanken auf für den Rest unserer Tagesaktivitäten.

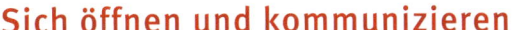

Sich öffnen und kommunizieren

Wenn wir »entflammt« sind, von Herzen die Welt, alle anderen Menschen und natürlich unseren Liebsten umarmen und mit ihm die wunderbarsten Neuigkeiten austauschen können, ist dies Ausdruck unserer Herzenergie. In unserer Sprache verbinden wir das Herz erst in neuerer Zeit mit dem Pumporgan in der Brust. Herzlichkeit, Herzensfeuer, Herzensflamme, Herzblut: Das beschreibt die Vorstellung der chinesischen Ärzte von diesem Organ.

Herzenskraft – eine Sache von Gegenseitigkeit!

Mit unseren Worten, Gesten und unserer Ausstrahlung erreichen wir die anderen Menschen. Wir geben unsere Gedanken und Gefühle preis, so wie es auch die anderen tun, wenn wir Gemeinsamkeit, Freundschaft und Liebe pflegen. Wir verstehen uns gegenseitig, wir benutzen dieselben Begriffe und Vorstellungen, lachen miteinander und stellen irgendwann fest, dass wir »auf einer Wellenlänge sind« – die Grundlage für Freundschaft und Liebe.
Sicher haben auch Sie schon die Erfahrung gemacht: Je mehr man gibt, desto mehr kommt auch wieder zurück. Man darf nur nicht damit rechnen und darauf spekulieren. Das Herz ist nicht berechnend und kalkulierend, es ist durch Selbstlosigkeit und Absichtslosigkeit geprägt. Liebe will nicht besitzen. Geht sie in Besitztum über, ist sie bereits vorbei.

VERBINDUNG ZUR WELT
Der Herzmeridian verläuft an der Innenseite des Unterarms von der Achselhöhle zum kleinen Finger (siehe Seite 37), und er zeigt nach vorn, als wollte er die Welt willkommen heißen.

DER PARTNERMERIDIAN: DIE GALLENBLASEN-LEITBAHN

12 Stunden vor beziehungsweise nach der Herzzeit, also nachts von 23 bis 1 Uhr, hat der Gallenblasenmeridian sein energetisches Maximum erreicht. Die Gallenblase reguliert unter anderem den »Takt«, das Handeln zur richtigen Zeit. Dazu gehört auch das Kommunizieren und das Sichöffnen gegenüber anderen Menschen. Es kann also auch an einer energetischen Disharmonie dieses Meridians liegen, wenn Sie sich jetzt in der Mittagszeit besonders müde und erschöpft fühlen.

Probleme des Herzmeridians: Erlöschen des Feuers

Wenn Sie mittags keine Lust auf den Austausch mit anderen und auf eine genießerische Pause haben, so hat sich die Herzensenergie in Ihrer Herzleitbahn zurückgezogen. Das Feuer fehlt.

Der Grund dafür ist häufig, dass das Feuer zu stark gelodert hat. Die wunderschöne, berauschende Energie des Herzens birgt auch Gefahren: Allzu schnell kann man sich verausgaben, gerade auf der dauernden Suche nach dem extremen Glücksgefühl, das man auf Dauer erhalten will. Dieses Glück ist jedoch nur ein Höhepunkt, der schnell vorüber ist. Jetzt könnten wir die lange Phase von Wärme und emotionaler Behaglichkeit, Gesundheit und Wohlbefinden genießen. Doch die nicht endende Jagd nach dem absoluten Hochgefühl führt letztlich zu einer Verausgabung des Herzblutes – ziellos und ohne Visionen bewegt man sich gar nicht mehr und zieht sich in sein Schneckenhaus zurück.

Aber auch Kummer und Sorgen, Enttäuschungen und Verletzungen, mit denen unser Herz voll ist, ersticken das Herzfeuer und hindern uns am lebendigen Austausch mit anderen.

FEHLENDES LEBENSFEUER

Ohne Herzensfeuer macht das Leben keine Freude mehr, weder andere Menschen, das Am-Leben-Sein noch materielle Güter lassen das versteinerte Herz aufblühen. Farblos und grau ist die Welt, wenn das Lebensfeuer nur noch glimmt.

Kommunikationsprobleme

Kein Mensch weiß, was der andere denkt. Wir können es nur erahnen, erspüren aus dem, was er bewusst oder unbewusst von sich preisgibt. Selbst wenn wir etwas von uns erzählen, geben wir von unseren Gedanken und Gefühlen meist nur das wieder, das der andere erfahren soll. Dennoch: Miteinander zu sprechen ist unsere wichtigste Möglichkeit, uns zu verständigen. In den vielen Jahren meiner Praxis habe ich es mit so vielen Beziehungen zu tun gehabt, in denen die Menschen krank geworden waren, weil sie sich nicht mehr mit Partner, Kindern oder Eltern unterhielten! Einige gingen jahrzehntelang davon aus, dem anderen sei ohnehin bewusst, womit er störte oder verletzte. Manchmal öffnete sich das Herz – und der Mund – erst auf dem Sterbebett ...

Aus solch blockierter Herzenergie können sich sogar lebensbedrohliche Störungen wie zum Beispiel eine Angina pectoris oder ein Herzinfarkt entwickeln.

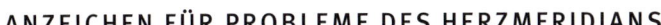
ANZEICHEN FÜR PROBLEME DES HERZMERIDIANS

Dies sind die häufigsten Symptome bei Problemen des Herzens:

> Lustlosigkeit (auf Aktivitäten und Kommunikation), Müdigkeit und Erschöpfung zur Mittagszeit
> Unruhezustände und Herzrasen
> Herzschwäche mit Kältegefühlen, vor allem kalten Händen
> Konzentrationsstörungen, Vergesslichkeit, Schlafstörungen

Auf der psychischen Ebene stehen Herzprobleme in Verbindung mit:

> der ewigen, nie abgeschlossenen Suche oder gar Gier nach Glück
> Rückzug von menschlicher Gesellschaft
> Verschlossenheit und mangelndem Austausch mit anderen
> Kälte, Emotionslosigkeit und Verbitterung
> latenter Freudlosigkeit und ständiger Unzufriedenheit

Stärken Sie Ihre Herzenergie!

Wenn die Herzenergie schwach ist, gibt es zwei Quellen, aus denen Sie wieder Wärme und Freude gewinnen können: Ihre Liebe und die der anderen Menschen! Gönnen Sie sich öfter ein schönes Mittagessen im Kreis von guten Kollegen oder mit Ihrem Liebsten. Gehen Sie auch mal wieder gemeinsam tanzen! Machen Sie sich bewusst, dass Sie als einzigartiger, wertvoller Mensch und Ihre Zuneigung von unschätzbarem Wert sind für die Menschen in Ihrer Umgebung. Suchen Sie den Kontakt mit anderen, ob in der Arbeit, in Gruppen, in der Religiosität oder in gemeinnützigen sozialen Tätigkeiten. Gerade dort können Sie erfahren, wie wertvoll Sie sind! Es gibt auch, wie Sie im Folgenden lesen, Hilfsmittel auf diesem nicht einfachen Weg (zur Anwendung siehe auch ab Seite 33).

Behandeln Sie den Akupressurpunkt Herz 8 mit der beruhigenden Technik.

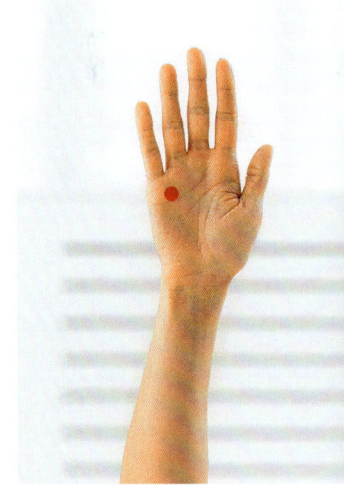

Akupressurpunkt Herz 8: beruhigend und kräftigend

Der Punkt Herz 8 liegt seitlich der Mitte der Handfläche. Er ist sehr wirkungsvoll bei Unruhezuständen und Schlafstörungen, sodass wir wieder mehr Kraft haben auf unserem Weg zu mehr Herzenergie. Massieren Sie den Punkt 3 bis 5 Minuten lang mit dem Daumen der anderen Hand mit der beruhigenden Technik (siehe Seite 39) – am besten zwischen 11 und 13 Uhr.

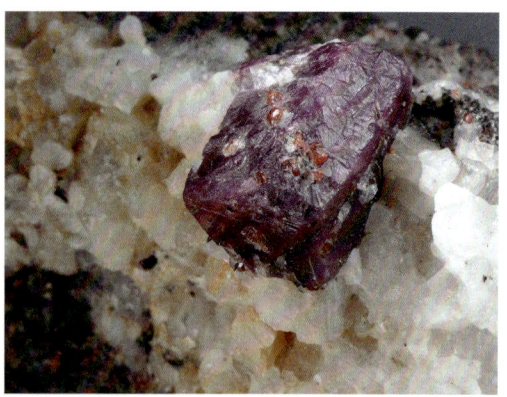

Der Rubin ist die rote Variante des Minerals Korund. Auch der grüne Saphir ist ein Korund.

Rubin und Diamant: für das Herzensfeuer

Gleich vorweg: Rubine und Diamanten in Form von Rohkristallen sind gut erschwinglich! Die reinsten und klarsten werden natürlich für den Schliff verwendet, aber auch unter den »wilden Schönheiten« finden Sie Stücke von guter Qualität.

Früher hielt man Rubine für geronnenes Blut der Erde, die Verkörperung von Urkräften. Als Herzensstein der Liebenden sowie auf körperlicher Ebene ist der Rubin ein Heilstein für das Herz. Er wirkt ausgleichend auf die Herzkraft und den Blutdruck. Ebenso unterstützt er die Bildung und die Zirkulation des Blutes.

So klar und rein wie ein Diamant sollte unser Herz sein. Der Stein reflektiert die Sonnenstrahlen, im Dunkeln kann er nicht leuchten. Er hilft Ihnen, Ihre Herzenskraft strahlen zu lassen. Je mehr Sie ausstrahlen, desto mehr bekommen Sie auch zurück. Der Diamant verkörpert die reinste Energie und die bedingungslose Liebe.

Legen Sie einen Stein auf das Energiezentrum (Herzchakra) in der Mitte der Brust, tragen Sie ihn als Ring am kleinen Finger oder legen den Stein auf das »dritte Auge« zwischen den Augenbrauen.

Schüßler-Salz Nr. 7: sich annehmen und vertrauen

Wenn Sie oft zweifeln, ob Sie einer Aufgabe gewachsen sind, gibt das Salz Magnesium phosphoricum D6 Ihnen Selbstvertrauen. Ebenso hilft es Ihnen bei Versagensangst und dem Gefühl, nie etwas perfekt oder angemessen tun zu können. Die Nr. 7 gibt Mut zur Lücke – und die Zuversicht, das Leben so gut wie möglich bewältigen zu können. Heißhunger auf Schokolade ist übrigens ein deutliches Zeichen, dass das Salz Nr. 7 zu Ihnen passen könnte

Heilpflanzen: erhellend und wärmend

> **Zur Stimmungsaufhellung:** Johanniskraut blüht zur Sommersonnenwende, wenn die Tage am längsten sind. So wie sich das Öl in Blättern und Blüten in der Sonne kräftig rot färbt, bringt

Johanniskraut Licht in trübe Gedanken. Die Urtinktur hilft gut bei leichten Depressionen. Es erhöht die Lichtempfindlichkeit, sorgen Sie für Sonnenschutz (Kleidung, Sonnenbrille).

> **Kreislaufanregend:** Rosmarin bringt wieder Feuer ins Leben. Überbrühen Sie 1 TL getrocknete oder 1 EL frische Blätter in einer Tasse mit Wasser, lassen sie 15 Minuten ziehen und trinken den Tee zur Mittagszeit. Auch ein warmes Fußbad mit 5 Tropfen ätherischem Rosmarinöl wirkt belebend.

> **Zur Stärkung der Herzenskraft:** Trinken Sie mittags eine Tasse Tee der folgenden Mischung: 30 g Weißdornblüten, 15 g Ingwerwurzel, 15 g Rosmarinblätter, 20 g Kardamomfrüchte, 25 g Eisenkrautblüten (Zubereitung wie Rosmarintee).

> **Wärmend:** Gegen die bei einer Herzschwäche oft auftretenden Kältegefühle hilft Zimt als Gewürz im täglichen Essen, etwa in Süßspeisen, Reisgerichten und herzhaften Saucen.

Bachblüte Wild Rose: gegen die Resignation

Sie verspüren einen Mangel an Lebensfreude, eine tiefe Hoffnungslosigkeit hat von Ihnen Besitz ergriffen? Sie fühlen sich von den eigenen Emotionen wie abgeschnitten, sind aber unfähig, Ihre Lage zu verbessern? Wild Rose hilft Ihnen dabei, den ersten Schritt zu machen, Ihr Schicksal wieder in die Hand zu nehmen.

Was dem Herz sonst noch hilft

> **Finger-Meridianmassage hellt die Stimmung auf:** Umschließen Sie einen Ihrer kleinen Finger mit der anderen Hand und reiben 5 Minuten Richtung Nagel, wo der Herzmeridian endet.

> **Qigong-Übung für mehr Herzenskraft:** Sie stehen aufrecht und strecken die Hände mit angewinkelten Ellbogen zum Himmel. Atmen Sie tief ein und aus. Führen Sie die Hände vor den Brustkorb und öffnen sie wie eine Schale nach oben. Senken Sie die Hände mit dem Ausatmen nach unten bis zum Unterbauch.

TIPP: Rot stärkt das Herz

Die Farbe Rot unterstützt das Herz (ebenso wie Perikard, Dreifacherwärmer und Dünndarm). Rote Halstücher, Pullover, Unterwäsche oder Bettwäsche und rotes Essen wie Kirschen und Paprika liefern »feurige« Energie. Ein zu heißes, unruhiges Herz dagegen kühlt ein bitterer Espresso nach dem Essen.

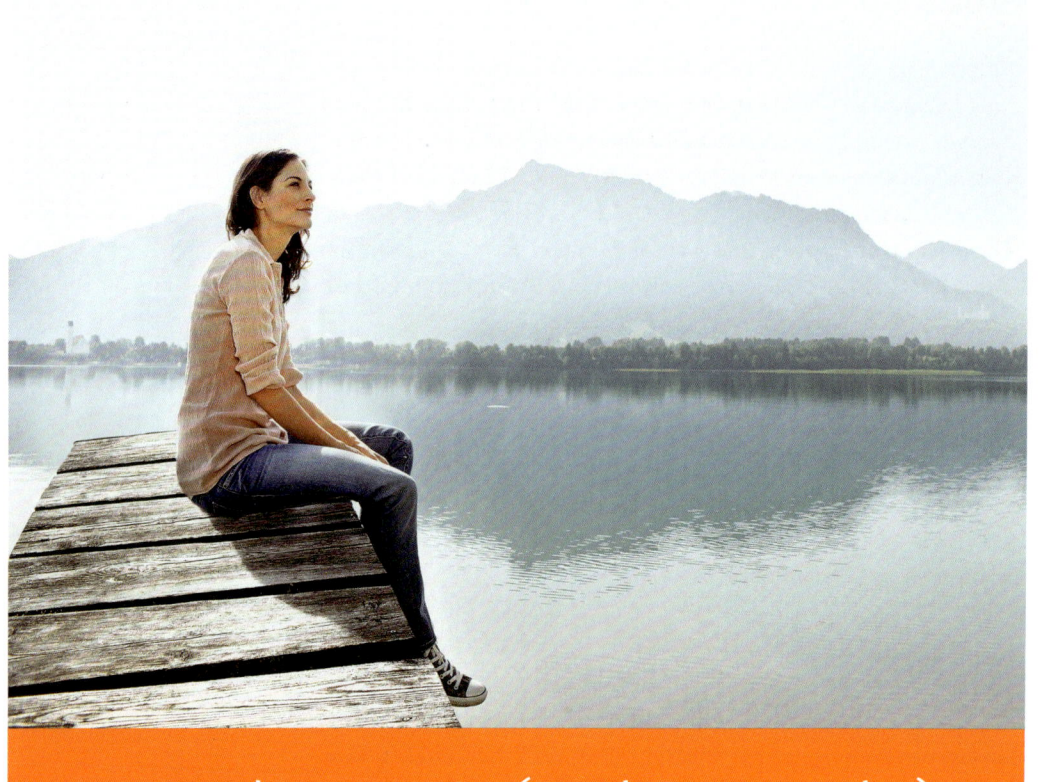

Dünndarmzeit (13 bis 15 Uhr):
Verdauen und sortieren

Am frühen Nachmittag sind unsere Produktivität und Leistungsfähigkeit am niedrigsten. Jetzt ist Zeit zum Reflektieren über das,
was wir im Laufe des Tages bereits geschafft haben (Magen und
Milz) und erlebt haben (Herz). Die Ereignisse und Eindrücke des
bisherigen Tagesverlaufs können jetzt sortiert und eingeordnet
werden. Gleichzeitig verarbeitet der Organismus die Nährstoffe
aus dem Mittagessen. Der Dünndarm ist der »große Sortierer«,
und er hilft uns dabei, Wichtiges von Unwichtigem zu trennen.

Wertigkeiten: das »Bauchgefühl«

Bei Entscheidungen helfen uns nicht immer nur Vernunftargumente. Wichtig ist, dass wir mit unserem Herzen, mit Begeisterung hinter unserer Entscheidung stehen. Die Vernunft hilft deshalb so selten weiter, weil es für alles ein Pro und ein Kontra gibt. Der Dünndarm kennt dieses vernunftbetonte Abwägen nicht: Er trennt Reines und Gutes von Trübem und Schlechtem. Das Gute wandert zur Milz, das Allerfeinste und Beste zum Herzen. Das Unreine, Nichtverwertbare hingegen geht zum Dickdarm und zur Blase und verlässt auf diesem Wege den Körper.

Unser Körper und unser Geist können die vielfältigsten Arten von Nahrung verdauen. Dennoch sollten wir uns grundsätzlich entscheiden, was wir zu uns nehmen, auch im übertragenen Sinne. Sonst überlasten wir den Dünndarm in seiner Sortierarbeit, und Körper und Geist bekommen nicht mehr die nötige Nahrung.

Probleme des Dünndarmmeridians: Lustlosigkeit und Kälte

Eine Schwäche der Herzenskraft setzt sich oft im Dünndarm fort, der dann in seiner wichtigen Funktion als Filter beeinträchtigt ist – umso mehr, wenn wir ihm zu viel Unverdauliches in Form von Essen oder geistiger Nahrung zumuten. Allgemeine Lust- und Freudlosigkeit, das Gefühl von Leere und emotionaler Kälte macht Entscheidungen schwierig: Es fehlt an Herzensqualität, Begeisterung, Freude am Schönen. Das Herzfeuer kann aber auch zu stark lodern. Über den Dünndarm gelangt die Hitze dann zur Blasenleitbahn, etwa bei der »Honeymoon-Zystitis«, einer heftigen Blasenreizung bei sehr ausgeprägter Freude und Verliebtheit!

Da der Dünndarmmeridian an der Außenseite des Unterarms über die Schulter zum Ohr verläuft, kann sich eine Schwäche auch in Schultersteifigkeit, Nackenschmerzen oder Hörproblemen äußern.

DER PARTNERMERIDIAN: DIE LEBERLEITBAHN

12 Stunden vor beziehungsweise nach der Dünndarmzeit, also in der tiefsten Nacht zwischen 1 und 3 Uhr, hat der Lebermeridian (siehe ab Seite 118) sein energetisches Maximum, jetzt hingegen führt er am wenigsten Energie mit sich. Es kann also auch an einer energetischen Disharmonie dieses Meridians liegen, wenn Sie zur Dünndarmzeit übermäßig müde sind oder auch wie aufgedreht bis zur völligen Erschöpfung weiterarbeiten.

ANZEICHEN FÜR PROBLEME DES DÜNNDARMMERIDIANS

Dies sind die häufigsten Symptome bei Problemen des Dünndarms:

> Schwäche und Mattigkeit oder überdrehte Rastlosigkeit zwischen 13 und 15 Uhr
> Durchfälle, Blähungen und Darmgeräusche
> Schwierigkeiten und Schmerzen beim Wasserlassen
> Aphthen im Mund, die besonders bei seelischem Stress auftreten
> Unruhe und Rastlosigkeit bis zur völligen Erschöpfung

Aus Sicht der TCM hilft die Stärkung des Dünndarms auch bei:

> Schultersteifigkeit und Nackenschmerzen
> Hörproblemen beim Zuhören und bei der Unterscheidung von Lauten

Auf psychischer Ebene stehen Dünndarmprobleme in Verbindung mit:

> Unsicherheit bei Entscheidungen
> Unsicherheit in moralischen Fragen

Erfüllen Sie Ihre wahren Bedürfnisse

Unsere Entscheidungen sind ausgesprochen stark durch Gefühle geprägt, mehr, als viele glauben. Die Frage, die Sie sich stellen sollten bei tagtäglichen wie bei Lebensfragen: Gefällt es mir? Stehe ich dahinter? Ist es wertvoll für mich persönlich? Und vor allem: Ist es schön und gut? Diese Frage ist gerade in Sachen Ernährung die wichtigste: Aus Sicht der chinesischen Medizin werden durch die Aromen und die damit verbundenen Gefühle Lebensfreude und Lebenskraft gestärkt. Essen soll satt machen und gut schmecken. Jedoch wird diese einfache Strategie heute zunehmend überdeckt von den unterschiedlichsten Glaubensrichtungen der »Ernährungspäpste«. Der Streit um das richtige Essen hat zum Teil wirklich mehr mit Glauben als mit Wissen zu tun! Was uns weiterhilft, ist unser Bauchgefühl: Wie bekommt mir das Essen, und wie fühle ich mich danach? Hilfreich beim Sortieren und Prüfen ist eine Siesta von 20 bis 30 Minuten, die Studien zufolge auch wahre Wunder für unser Immunsystem bewirken kann! Ebenso günstig wirkt ein Spaziergang in der Natur.

Auch auf der geistigen Ebene sollten Sie entscheiden, welche Energien Sie aufnehmen wollen und mit welchen Wertvorstellungen Sie sich auseinandersetzen möchten. Überlegen und analysieren Sie gründlich, aber überlassen Sie Ihrem Herzen das letzte Wort, auch wenn es mal eine überraschende Richtung einschlagen will! Auf den nächsten Seiten finden Sie weitere Tipps, um den Dünndarm zu unterstützen. Zur Anwendung siehe auch ab Seite 33.

Akupressurpunkt Dünndarm 5: wärmend und stärkend

Der Punkt heißt »Yang-Tal«, was bereits auf seine wärmende Wirkung hinweist. Er liegt an der Außenseite des Handgelenks und ist sehr wirkungsvoll bei Kälte- und Schwächezuständen, gerade um die Mittagszeit. Reiben Sie ihn für 3 bis 5 Minuten mit dem Zeigefinger der anderen Hand warm.

Granat und Achat: klärend und regulierend

Der dunkelrote Granat, auch als »glühender Stein« bezeichnet, lässt das Feuer der Liebe und Freundschaft brennen. Er hilft uns, unsere Partnerschaft durch schwere Phasen zu führen, aber auch, unsere wahren Freunde zu finden. Der Granat unterstützt uns nicht nur bei der Selbstfindung, sondern er fördert auch unsere Entscheidungsfreudigkeit. Was ist wichtig im Leben, wovon oder von wem sollte ich mich trennen? Der Granat hilft dabei, Prioritäten zu setzen und ihnen konsequent zu folgen.

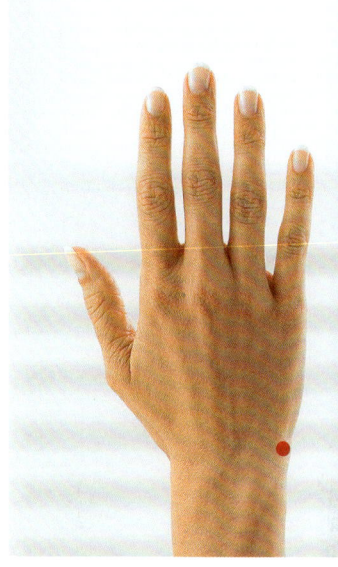

Reiben Sie den Akupressurpunkt Dünndarm 5 mit dem Zeigefinger warm.

Achate entstehen beim Abkühlen der Lava nach einem Vulkanausbruch. Sie kommen direkt aus dem Inneren der Erde, daher ihre tief greifende Heilwirkung. Gerade dem roten Achat schreibt man keimtötende Eigenschaften zu: Als Edelsteinwasser getrunken, können seine Energien hilfreich sein bei gereiztem Darm. Allgemein wirkt er regulierend und entblähend auf die Verdauung.

Schüßler-Salz Nr. 6: für sich selbst eintreten

Falls Ihre ständigen emotionalen Begleiter Ärger, Selbstverleugnung und sklavisches Erfüllen der Erwartungen anderer sind, dann hilft Ihnen das Salz Kalium sulfuricum D6. Es unterstützt Sie dabei, Ihr eigenes Leben zu leben, Ihre Ansichten zu äußern und Ihre Vorstellungen auch durchzusetzen. Im Gesicht ist bei Bedarf am Salz Nr. 6 oft eine Pigmentstörung zu beobachten: bräunlich gelbe Pigmentflecken oder mehr und dunkler werdende Altersflecken.

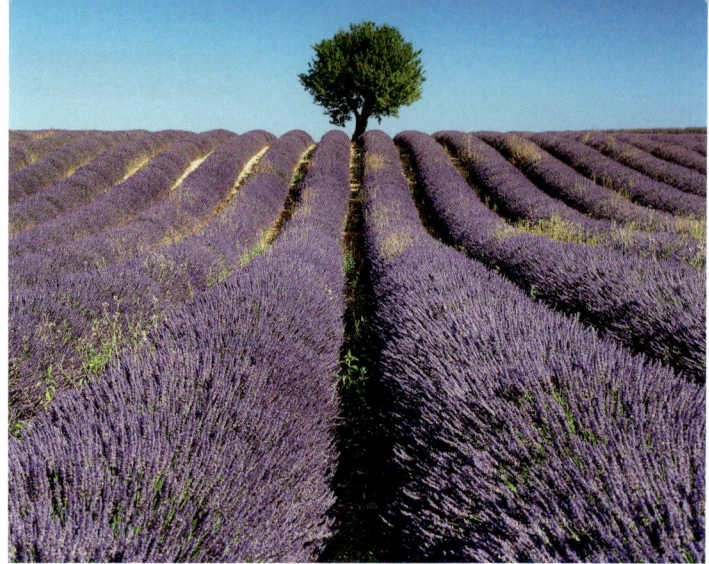

Lavendel wird vor allem in der sonnigen Provence in Frankreich angebaut.

Heilpflanzen: beruhigend und klärend

> **Zur Stärkung des Nervensystems:** Lavendel wirkt beruhigend, er ist eine große Seelenpflanze, die in der heutigen stressigen Welt zur Stärkung des Nervensystems sehr wichtig ist Die lilablau blühende Duftpflanze des Hochsommers mit ihrem klaren Aroma wirkt beruhigend auf das Sonnengeflecht (Solarplexus), dieses wichtige Netzwerk in unserem Nervensystem, das die Verdauung und auch unser »Bauchgefühl« steuert. Für einen Tee überbrühen Sie 1 TL in einer Tasse und lassen das Ganze zugedeckt (!) 10 Minuten ziehen. Auch ein Lavendelbad mit 5 Tropfen Lavendelöl in Sahne oder Honig aufgelöst wirkt herrlich entspannend und klärt den Geist. So wie Lavendelsäckchen im Kleiderschrank für erfrischende Sauberkeit sorgen, so wirken kleine Duftkissen im Bett für erquickenden Schlaf, vertreiben wirre Träume und lassen uns mit klarem Kopf erwachen.

> **Bei Reizblase:** Im Verlauf von emotionalen Ausnahmezuständen kann eine Teemischung aus Johanniskraut, Baldrian und Hopfenblüten (zu gleichen Teilen) helfen. Überbrühen Sie 2 TL der Mischung in einer Tasse, lassen den Tee zugedeckt 15 Minuten ziehen und trinken mehrmals täglich eine Tasse davon.

> **Zur Verdauungsförderung:** Auch Kaffee ist eine – sparsam zu dosierende – Heilpflanze. Ein bitterer Espresso nach dem Essen in angenehmer Atmosphäre unterstützt den Dünndarm.

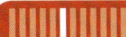

Bachblüte Wild Oat: eine klare Linie finden

Sie haben viele Möglichkeiten und Talente, finden aber keine be-
friedigende Tätigkeit. Daher fangen Sie immer wieder Neues an,
doch jede Begeisterung verfliegt schnell. Dadurch fühlen Sie sich
unsicher und mutlos. Sie haben Ihre Lebensaufgabe noch nicht
gefunden. Immer wieder vermeiden Sie es, sich innerlich festzule-
gen. Die Bachblüte Wild Oat hilft Ihnen dabei, sich für einen Weg
zu entscheiden und ihn auch zu gehen – ohne das Bedauern, dafür
vielleicht andere Möglichkeiten aufgegeben zu haben.

Was dem Dünndarm sonst noch hilft

> **Stellen Sie sich die »Gretchenfrage«:** Sind Sie mit sich im Rei-
nen über Ihre Probleme, Ihre Lebenssituation und Ihr Verhältnis zum Partner, zu Verwandten, Freunden und Bekannten?
Was müssten Sie im Einzelnen tun, um dort hinzukommen?

GU-ERFOLGSTIPP   FÜNF DRACHEN UNTERSTÜTZEN DIE SEELE

Fünf Drachen – das sind die fünf »Spei-
cherorgane« (siehe Seite 25), die Kraftwer-
ke der Lebensenergie Qi. Das Herz ist unter
ihnen der Kaiser, der die Verbindung zu
den himmlischen Energien garantiert und
die »Oberaufsicht« für ein harmonisches
Zusammenspiel der Organe sorgt. Drachen
sind in China stets glücksverheißende,
mächtige Fabelwesen.
Atmen Sie fünfmal sieben Atemzüge lang
in Ihrer Vorstellung über den Nabel ein und
über die ganze Haut wieder aus:
> sieben Atemzüge lang grüne Energie vi-
sualisieren und dieses grüne Qi zur Leber
führen. Ausatmen über die ganze Haut.
> sieben Atemzüge lang rote Energie visu-
alisieren und dieses rote Qi zum Herzen
führen. Ausatmen über die ganze Haut.
> sieben Atemzüge lang gelbe Energie
visualisieren und dieses gelbe Qi zur Milz
führen. Ausatmen über die ganze Haut.
> sieben Atemzüge lang weiße Energie vi-
sualisieren und dieses weiße Qi zur Lunge
führen. Ausatmen über die ganze Haut.
> sieben Atemzüge lang schwarze Energie
visualisieren, das schwarze Qi zu den Nieren führen. Ausatmen über die ganze Haut.
Noch eine Weile ruhig weiteratmen: In der
Vorstellung einatmen durch den Nabel, ausatmen mit der Vorstellung von hellem Licht,
das durch den Punkt Yin Tang (»drittes
Auge«) zwischen den Augenbrauen strömt.

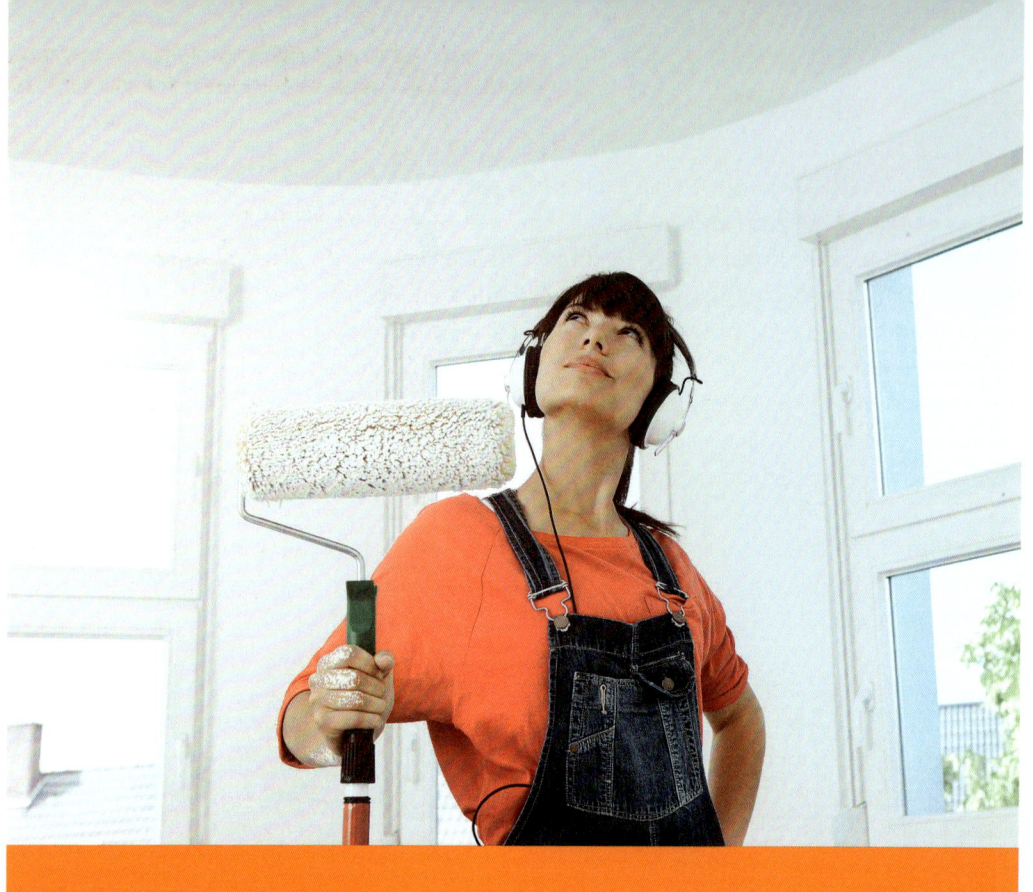

Blasenzeit (15 bis 17 Uhr): Neuorientierung

Wir haben uns in unserer Welt orientiert und unseren Standort gefunden. Die kleine Mittagsruhe ist vorbei, während der wir Lebensenergie aufgetankt haben. Viel Flüssigkeit brauchen wir jetzt noch, um Unbrauchbares herauszuspülen und Wertvolles zu filtern. In der Blasenzeit befinden wir uns auf dem Weg nach innen. Wir stehen aufrecht in der Welt, sind uns unserer Stärken und Qualitäten bewusst. Bevor der Abend kommt, haben wir unsere ganze Kraft und Energie gesammelt und gebündelt.

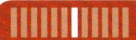

Nochmals kraftvoll loslegen

Wie die Niere hat auch die Blase eine wichtige Bedeutung für die Grundfesten unseres Lebens, unser Ich-Gefühl. Sie bietet eine Basis für Selbstsicherheit und die Freiheit von Ängsten, Schreckhaftigkeit und Nervosität. Zur Blasenzeit haben wir das kleine Mittagstief überwunden, fühlen uns energiegeladen und bereit, unser Tagwerk nochmals anzugehen. Haben wir mittags aufgetankt, steht uns diese Lebensenergie jetzt zur vollen Verfügung.

Blutdruck und Kreislauf erreichen in der Blasenzeit zum zweiten Mal ein Maximum (siehe auch Seite 17). Das Langzeitgedächtnis ist in dieser Zeit ebenfalls am besten! Daher ist der Nachmittag eine gute Zeit, um zu lernen oder Gelerntes zu wiederholen.

KINDLICHE BLASEN-PROBLEME

Bei Kindern kann es in schwierigen Lebenslagen zum Einnässen kommen, etwa bei einem Umzug oder Trennung der Eltern. Auch in der Pubertät scheinen viele Kinder »undicht« zu werden. Ihr (Selbst-)Vertrauen braucht Stärkung!

Probleme des Blasenmeridians: mangelndes Selbstvertrauen

Unsere Zeit fordert Leistungsfähigkeit, Taten und Handeln. Wir eilen von Aufgabe zu Aufgabe und sind uns unserer Stärken und Qualitäten oft nicht mehr bewusst. Umso besser kennen wir unsere Schwächen und Unzulänglichkeiten. Eine typische Folge sind Rückenschmerzen: Wir können nicht aufrecht stehen, verlieren an Selbstsicherheit. Vor allem eine Schwäche im Lendenbereich geht oft mit chronischen Blasenproblemen einher.

Der Blasenmeridian beginnt am inneren Augenwinkel und endet an der kleinen Zehe, er zieht an der Rückseite der Beine über den Rücken zum Kopf. Blockaden und Schwächen in seinem Verlauf können Rückenschmerzen von unten bis oben, Nackenprobleme, Zugempfindlichkeit und allergische Augenprobleme auslösen.

DER PARTNERMERIDIAN: DIE LUNGENLEITBAHN

12 Stunden vor der Blasenzeit, also nachts von 3 bis 5 Uhr, hatte der Lungenmeridian sein energetisches Maximum, jetzt hingegen führt er am wenigsten Energie mit sich. Es kann also auch an einer energetischen Störung dieses Meridians liegen, dass Sie sich nachmittags zur Blasenzeit nicht leistungsfähig fühlen.

ANZEICHEN FÜR PROBLEME DES BLASENMERIDIANS

Dies sind die häufigsten Symptome bei Problemen der Blase:

> Energielosigkeit und Schwäche in der Zeit zwischen 15 und 17 Uhr
> häufiger Harndrang oder aber Harnverhalt, »Undichtigkeit« bei Angst, Erschrecken, Husten oder Lachen
> Brennen beim Wasserlassen, Entzündungen und Krämpfe der Harnwege
> Inkontinenz und Probleme der Prostata beim Mann
> Einnässen bei eigentlich bereits »trockenen« Kindern

> »Nachtröpfeln« von Urin im Alter durch Organsenkung (Niere und Milz mitbehandeln!)

Aus Sicht der TCM hilft die Stärkung der Blase auch bei:

> Rückenschmerzen von unten bis oben, Nackenproblemen
> Zugempfindlichkeit, allergischen Problemen in den Augen

Auf der psychischen Ebene stehen Blasenprobleme in Verbindung mit:

> mangelndem Selbstvertrauen, Misstrauen und Eifersucht

Werden Sie sich Ihrer Stärken bewusst

Klopfen Sie sich doch gelegentlich selbst auf die Schulter und werden Sie sich darüber klar, was Sie schon alles geleistet haben in Ihrem Leben! Was können Sie, was andere nicht können?

Es ist wichtig, dass Sie sich Ihrer Stärken bewusst sind. Versuchen Sie dies auch in Ihrer Körperhaltung auszudrücken: Richten Sie vor allem die Lendenwirbelsäule auf und nehmen die Schultern nach hinten. Dies signalisiert auch Ihrem Gegenüber Selbstbewusstsein und Kraft. Achten Sie einmal darauf, wie die Körperhaltung von anderen Menschen auf Sie wirkt!

Trinken: immer nach Gefühl

Trinken Sie zur Blasenzeit viel klares Wasser und Tee – aber nicht zu viel! In den letzten Jahren leben offenbar viele Menschen in ständiger Angst vor dem Verdursten und haben deshalb immer eine Wasserflasche dabei. Nicht selten erlebe ich Patienten, die täglich drei bis fünf Liter Flüssigkeit trinken und allein aus diesem Grund gesundheitliche Probleme bekamen: Blase und Darm sind mit solchen Wassermengen völlig überfordert, und wichtige Mineralien werden zu stark ausgeschwemmt.

Grundsätzlich sollten Sie so viel trinken, dass Ihr Durst gestillt ist und der Urin hellgelb (nicht weiß) ist. Im Sommer ist der Flüssigkeitsbedarf und damit das Trinkbedürfnis größer als im Winter. In der kalten Jahreszeit bewirkt aber die meist trockene Heizungsluft eine Austrocknung des Körpers! Es gibt zudem individuelle Unterschiede: Wenn Sie zu den Menschen gehören, die schnell frieren, hat Ihr Körper einen geringeren Flüssigkeitsbedarf.

Für die Durchspülung der intakten Niere ist die Flüssigkeitsmenge nicht so wichtig. Bei akuten Harnwegsinfekten mit trübem oder gar blutigem Harn sollten Sie aber darauf achten, die Harnblase zu durchspülen. Trinken Sie dann deutlich mehr »über den Durst«, bis der Urin klar und hell ist. Versäumen Sie gleichzeitig nicht, einen Therapeuten aufzusuchen.

Nach der Blasenzeit, spätestens nach der darauf folgenden Nierenzeit sollten Sie nur noch wenig trinken, damit Ihr Schlaf nicht durch eine volle Blase gestört wird.

Im Folgenden finden Sie weitere Tipps, um Ihre Blase zu unterstützen. Zur Anwendung siehe auch ab Seite 33.

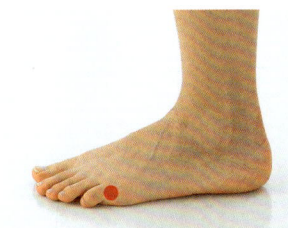

Behandeln Sie den Punkt Blase 66 durch sanftes Reiben, bis er warm wird.

Akupressurpunkt Blase 66: wärmend und stärkend

Der Punkt liegt am Grundgelenk der kleinen Zehe. Reiben Sie ihn 3 bis 5 Minuten kräftig mit den Fingern, bis diese ebenso wie die Zehe angenehm warm sind. Die Behandlung wirkt am besten in der Zeit zwischen 15 und 17 Uhr.

Diopsid und Onyx: Kraft und Schutz

Manche Diopside scheinen aus dem Inneren heraus zu leuchten. Kein Wunder, dass die alten Griechen dachten, es handele sich um vom Himmel gefallene Sterne. Am Körper getragen, stärkt der fast schwarze Diopsid unsere Nieren- und Blasenenergie. Als Edelsteinwasser (siehe Seite 42) regt er die Durchspülung an und unterstützt so die Heilung von Nieren- und Blasenerkrankungen. Die Ausscheidung wird angeregt, Erreger werden schneller ausgespült und Blasenentzündungen klingen schneller ab.

Der schwarze, geheimnisvolle, fast undurchsichtige Onyx wurde besonders von einigen Indianervölkern Nordamerikas gegen bösen Zauber verwendet. Erfahrene Magier konnten mit ihm Katastrophen abwenden und sich unsichtbar machen. Der Onyx stärkt unser Nervenkostüm, indem er unser Äußeres schützt, sodass wir im Inneren weich bleiben können. Der Stein mildert Melancholie, Ängste und negative Gedanken. Wir werden innerlich ruhiger und zufriedener, und vor allem steigt unsere Selbstachtung durch das Tragen eines Onyx.

TIPP: Sicheres Anzeichen
Wenn Sie im Gesicht schwärzlich bräunliche Verfärbungen um das Auge beziehungsweise schwärzliche Augenringe feststellen, brauchen Sie wahrscheinlich Calcium fluoratum.

Schüßler-Salz Nr. 1: Festigkeit ohne Starrheit

Das Salz Calcium fluoratum D12 verhilft dem Gewebe zu mehr Stabilität, so auch dem Beckenboden und der Blase. Ebenso hilft es bei Problemen mit den Knochen, Sehnen und Bändern. Gleichzeitig sorgt es für Elastizität. Calcium fluoratum vereint also Gegensätzliches beziehungsweise schafft ein Gleichgewicht zwischen Festigkeit und Nachgiebigkeit. Es bildet eine Schutzhülle für unseren Körper, ohne uns dabei einzuengen.

Heilpflanzen: durchspülend und festigend

> **Bei Harnwegsinfekten:** Goldrutenkraut, Birken- und Brennnesselblätter wirken harntreibend und helfen, die Bakterien »wegzuspülen«, ob einzeln oder zu gleichen Teilen gemischt. Überbrühen Sie 2 TL in einer Tasse mit kochendem Wasser, lassen das Ganze 15 Minuten ziehen und trinken den Tee mehrmals täglich, also nicht nur zur Blasenzeit.

> **Bei Wassereinlagerungen und Bindegewebsschwäche:** Zinnkrauttee entwässert und stärkt das Bindegewebe durch seinen hohen Gehalt an Kieselsäure. Zubereitung siehe oben.

> **Bei kalten Füßen und häufigen Blasenentzündungen:** Raspeln Sie ein 2 cm langes Stück Ingwer in ein großes Glas Wasser, lassen es 15 Minuten ziehen und trinken es zur Blasenzeit. Ebenso hilft eine warme, kräftig gewürzte Suppe.

> **Bei krampfartigen Blasen- und Harnwegsbeschwerden:** Reiben Sie den Unterbauch mit 3 bis 5 Tropfen ätherischem Eukalyptusöl ein, das löst den Krampf.

Bachblüte Scleranthus: bei Unausgeglichenheit

Neigen Sie dazu, Ihre eigene Meinung oft zu ändern? Sind Sie wankelmütig, launisch oder unausgeglichen? Vielleicht fühlen Sie sich daher bei Entscheidungen unsicher und ändern diese ständig. Die großen Stimmungsschwankungen sind ein Fall für die Bachblüte Scleranthus, die Ihnen zu mehr innerer Stabilität verhilft.

Was der Blase sonst noch hilft

> **Beckenbodentraining für eine starke Blase:** Spannen Sie mehrmals täglich (bei entleerter Blase) einige Minuten den Dammbereich kräftig an, als ob Sie sich Stuhldrang und Wasserlassen verkneifen wollten.

> **Qigong-Übung für die Blase:** Legen Sie vorm Einschlafen Ihre Hände mit verschränkten Fingern auf den Unterbauch. Atmen Sie zu dieser Stelle hin ein, indem Sie versuchen, die Hände mit dem Unterbauch etwas nach oben zu heben.

> **Kampfsport für ein gutes Körpergefühl:** Nicht nur Kinder machen Kampfsport- und Selbstverteidigungskurse stark! Erkennen Sie Ihre Stärke in einem Kurs für Judo, Wing Tsun, Taekwondo oder Aikido. Wichtig ist ein erfahrener Lehrer, den Sie in fast jeder Stadt an der Volkshochschule oder in einer eigenen Schule finden.

TIPP: Hilfe bei schriftlichen Prüfungen
Wenn Sie Hingeschriebenes oft wieder durchstreichen, sich verzetteln und Denkblockaden haben, hilft es, zuvor einige Tage zur Blasenzeit Scleranthus einzunehmen.

GU-ERFOLGSTIPP   ANSTEIGENDES FUSSBAD

Bei einer Neigung zu Blasenreizungen und häufigem Harndrang empfehlen sich warme, ansteigende Fußbäder. Dabei wird die Wassertemperatur in der Fußbadewanne von dem ursprünglich lauwarmen Wasser (20 °C, Badethermometer!) langsam erwärmt: Geben Sie portionsweise heißes Wasser hinzu, bis die Temperatur auf bis zu 43 °C angestiegen ist und das Wasser bis zu den Waden reicht. Als Zusatz eignen sich 3 bis 5 Tropfen ätherisches Zimt- oder Rosmarinöl. Bei Ödemen, ausgeprägten Krampfadern oder neurologisch bedingten Empfindungsstörungen fragen Sie lieber vorher Ihren Therapeuten.

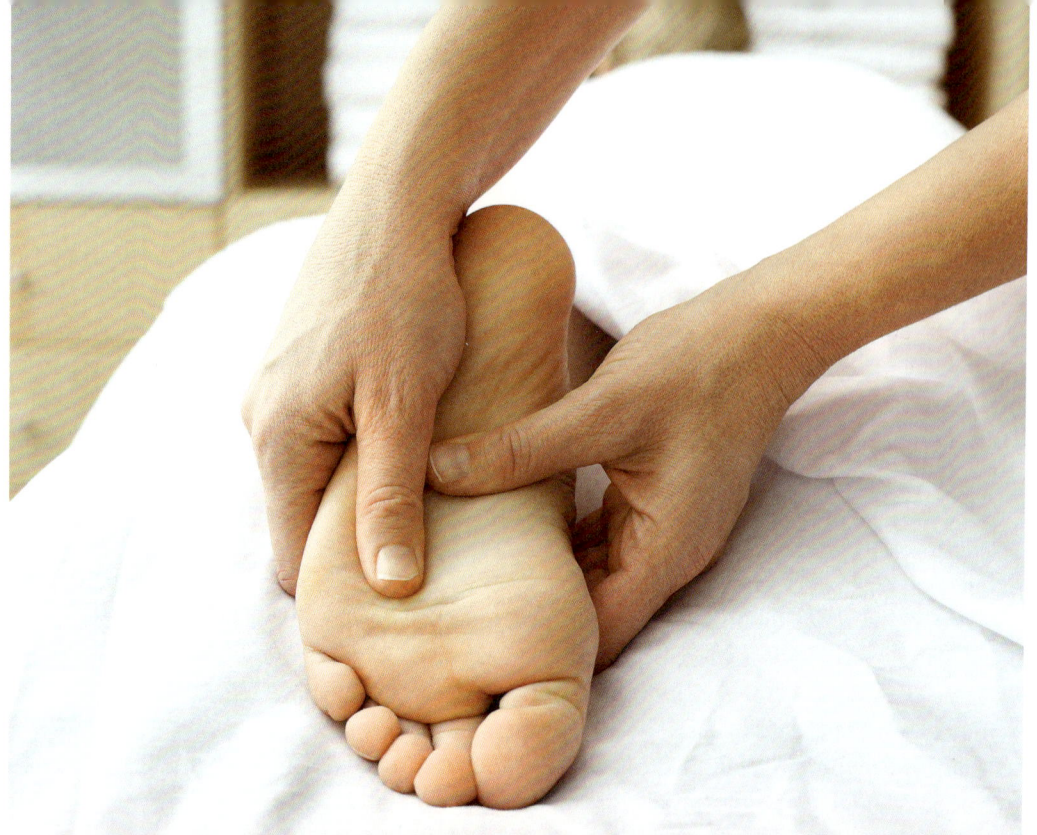

Nierenzeit (17 bis 19 Uhr): Rückzug und Ruhe

Der Abend naht. Puls und Blutdruck sinken, und es ist Zeit, allmählich zur Ruhe zu kommen. Unsere Körpertemperatur ist jetzt am höchsten, der Organismus läuft also noch auf Hochtouren. Dabei speichern die Nieren aber die energetischen Grundlagen unserer menschlichen Existenz. Sie sind das Reservoir für alle Lebensenergie, die nicht unmittelbar benötigt wird. Dieses »Eingemachte« sollten wir sorgsam bewahren, statt die Energie gleich wieder zu verschleudern.

Das Tempo zurückfahren, Energie speichern

Dauerhaftigkeit und Stabilität, Orientierung und Sicherheit – dies bekommen wir über die Nierenenergie. All das, was die Grundlagen unseres Daseins bildet, wird durch diese wieder auffüllbaren Speicher gewährleistet. Die Nieren sind die Quelle von Yin und Yang (siehe Seite 23). Sie speichern alles, was unser Leben und die Fortpflanzung ermöglicht, und sind damit der ruhende, substanzielle Aspekt des Lebens – im Gegensatz zu den aktiven, Energie verbrauchenden Organen (siehe Seite 25). Fühlen wir uns zur Nierenzeit auch recht energiegeladen, sollten wir jetzt dennoch sorgsam mit unseren Kräften haushalten und uns nicht verausgaben, damit die Nieren genug Energie speichern können.

TIPP: Abendessen

Essen Sie abends wenig und ohne viel Fett und Ballaststoffe: Der Magen hat jetzt bald sein Energietief.

Probleme des Nierenmeridians: gestörte Harmonie

Sie können erkennen, dass mit Ihrer Nierenenergie etwas nicht stimmt, wenn Sie während der Nierenzeit trotz Erschöpfung nicht zur Ruhe kommen. Auch nächtliche Schlafstörungen können ein Anzeichen sein, ebenso ein unruhiges, getriebenes und hitziges Lebensgefühl, das schließlich zu einer tief greifenden Erschöpfung und zum Burnout führen kann. Auch ein generelles Zuviel an Wärme wie auch an Kälte kann durch eine Schwäche der Nieren bedingt sein. Kälte bringt meist Lust- und Antriebslosigkeit mit sich, Hitze hingegen die Tendenz, sich zu verausgaben, und ausgeprägte Ruhelosigkeit. Beides sind Zeichen gestörter Harmonie!

Der Nierenmeridian beginnt an der Fußsohle, die bei Störungen nachts häufig durch extreme Kälte (kalte Füße im Bett!) oder Hitze auffällt. Er verläuft dann über die Innenseite der Beine zum Unterbauch an der Mittellinie des Körpers bis zum Schlüsselbein. Probleme können sich daher auch bei Fruchtbarkeitsstörungen oder in manchen Formen von Asthma und Husten bemerkbar machen.

DER PARTNERMERIDIAN: DIE DICKDARMLEITBAHN

12 Stunden vor beziehungsweise nach der Nierenzeit, also frühmorgens von 5 bis 7 Uhr, hat der Dickdarmmeridian (siehe Seite 58) sein energetisches Maximum. Beide Meridiane spiegeln gegensätzliche Lebensprinzipien wider: Die Niere steht für das Bewahren und Aufbauen, der Dickdarm für Reinigung und Entleerung. Es kann auch an einer energetischen Disharmonie dieses Meridians liegen, dass Sie abends nicht zur Ruhe kommen.

Wenn die Basis des Lebens geschwächt ist

Fortpflanzung und Sexualität sorgen dafür, dass wir unsere Potenziale über Generationen hinweg weitergeben. Geht uns etwas an die Substanz, schränkt Mutter Natur die Fortpflanzungsfähigkeit ein, denn es gilt jetzt die unmittelbare Existenz zu sichern. Die sexuelle Lust nimmt daher bei Stress ab, wobei auch die Leber (siehe ab Seite 118) eine Rolle spielen kann. Auch reduziert sich die Fruchtbarkeit, die Qualität der Ei- und Samenzellen nimmt ab.

Zu den Basisfunktionen des Organismus gehören auch Wasserlassen und Stuhlentleerung. Durch Senkungen, Schwellungen wie bei der Prostatavergrößerung, aber auch durch Erschöpfungsprozesse kann es zu Problemen wie gelegentlichen »Undichtigkeiten« kommen. Bei Kindern ist auch das nächtliche Einnässen zu diesen Nierenstörungen zu zählen (siehe auch Blase, ab Seite 88).

Knochen und Nerven bilden das Gerüst, das uns in die Lage versetzt, aufrecht mit beiden Beinen auf der Erde zu stehen. Schmerzen im Lendenwirbelbereich, Knochenschmerzen, Schwindelgefühle, Hörprobleme wie Schwerhörigkeit oder Tinnitus zeigen, dass dieses elementare Gleichgewicht aufgehoben ist.

ANZEICHEN FÜR PROBLEME DES NIERENMERIDIANS

Dies sind die häufigsten Symptome bei Problemen der Niere:
> Erschöpfung
> Rastlosigkeit trotz Müdigkeit, besonders zwischen 17 und 19 Uhr
> unangenehme Hitze- oder Kältegefühle, vor allem nachts
> unwillkürlicher Harnabgang, bei Kindern nächtliches Einnässen
> unerfüllter Kinderwunsch

Aus Sicht der TCM hilft die Stärkung der Niere auch bei:

> Schwerhörigkeit oder Tinnitus
> Störungen der sexuellen Lust und der Fruchtbarkeit
> Schlafstörungen
> Rücken- und Knochenschmerzen
> Asthma und Husten
> Schwindelgefühlen, Konzentrations- und Gedächtnisschwäche, neurologischen Problemen

Auf der psychischen Ebene stehen Nierenprobleme in Verbindung mit:

> Unsicherheit, Ängsten, Panik, Verzweiflung

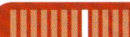

Auch extreme seelische Belastungen können uns den Boden unter den Füßen wegreißen. Dann verspüren wir die Unsicherheit auch auf der seelischen Ebene, leiden unter Ängsten und Panikgefühlen bis zur völligen Verzweiflung und dem Verlust jeden Lebensmutes. Die Selbstsicherheit und das Vertrauen in die eigenen Fähigkeiten geht mit dem inneren Halt und dem »Rückgrat« verloren.

Halten Sie inne, werden Sie standfest

Da die Niere vor allem durch Verausgabung erschöpft wird, ist es konsequenterweise notwendig, einen Schongang einzulegen. Dies ist besonders zur Nierenzeit wichtig, aber auch Ihre allgemeinen Lebensgewohnheiten sollten Sie einmal unter die Lupe nehmen. Achten Sie darauf, was Ihnen wirklich wichtig ist – Sie haben schließlich nur dieses eine Leben! Streben Sie oft nach »hundertzehnprozentiger« Pflichterfüllung im Beruf, in der Freizeit, in der Partnerschaft oder innerhalb der Verwandtschaft? Doch ist die Erfüllung Ihrer vermeintlichen Pflichten Ihnen so viel wert, dass Sie sich selbst dabei ruinieren? Der Nierenmeridian speichert unsere Lebenskraft wie ein Akku – er entleert sich regelmäßig und will auch regelmäßig wieder aufgefüllt werden. Kraft und Saft bekommen Sie wieder, wenn Sie Ihre Aufmerksamkeit einmal verstärkt auf die Einnahmenseite der Lebensbilanz richten: Holen Sie tief Luft, halten Sie inne und holen Sie sich Ihren Anteil von den gewaltigen Schätzen, die das Leben auf dieser Welt zu bieten hat: Musik, Kunst, Theater, gutes Essen und liebe Mitmenschen …
Auf den folgenden Seiten finden Sie weitere Tipps, um die Niere zu unterstützen. Zur Anwendung siehe auch ab Seite 33.

Akupressurpunkt Niere 10: zurück zur Balance

Der Punkt liegt eine Daumenbreite über der Kniekehle an der Innenseite des Oberschenkels. Er reguliert das Gleichgewicht zwischen der Niere und dem Partnermeridian (Dickdarm), also zwischen Ausscheidung und Reinigung sowie Bewahrung, wirkt aber auch sehr gut bei Problemen in der Genitalregion. Behandeln Sie den Punkt zur Nierenzeit 3 bis 5 Minuten lang mit der beruhigenden Technik (siehe Seite 39).

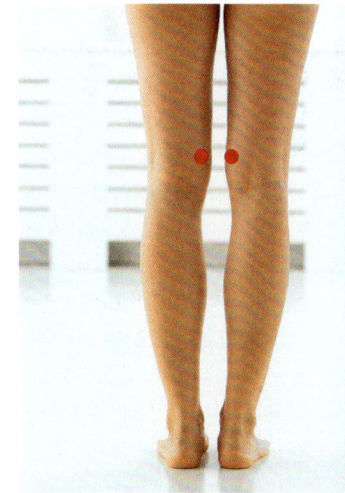

Behandeln Sie den Punkt Niere 10 zur Nierenzeit mit der beruhigenden Technik.

Rheinkiesel und Gagat: entgiftend und angstlösend

Schon die alten Germanen gingen von einer magischen Wirkung der Rheinkiesel aus. Seine Heilenergie ist Niere und Nervensystem zugeordnet. Er unterstützt die Nieren bei ihrer Entgiftungsarbeit und wirkt regulierend auf den Wasserhaushalt. Außerdem stärkt er das Nervenkostüm. Ein Glas Rheinkiesel-Wasser, vor dem Essen getrunken, wirkt positiv auf den Stoffwechsel.

Den schwarzen Gagat legten die Indianer Nordamerikas ihren Verstorbenen ins Zelt, sodass deren Seele leichter in den Angehörigen fortleben konnte. Uns soll der Gagat alle Neuanfänge erleichtern, er nimmt uns die Angst vor dem Scheitern. Mit ihm können wir Verluste leichter überwinden und finden genug Lebensmut, um einen neuen Lebensabschnitt optimistisch anzugehen. Der Gagat verbessert den Gedankenfluss und erleichtert es uns, unsere Bestimmung und unseren Halt im Leben zu finden.

Schüßler-Salz Nr. 12: aus der Isolation kommen

Nach einem Schock fühlt man sich wie eingefroren und erstarrt. Das Salz Calcium sulfuricum D6 hilft Ihnen, sich wieder zu öffnen, und die innere Verkapselung bricht auf. Sie können sich wieder als ein Teil der Welt und der Gesellschaft fühlen, haben wieder Freude an Gesellschaft. Tief sitzende Verunsicherungen lösen sich auf, und neue Perspektiven finden sich.

Heilpflanzen: aufbauend und wärmend

> **Zur Stabilisierung:** Brennnessel und Schachtelhalm (Zinnkraut) stärken das Knochengerüst, die Seele und die Leistungsfähigkeit. Überbrühen Sie 2 TL in einer Tasse mit kochendem Wasser, lassen das Ganze 15 Minuten ziehen und trinken den Tee zur Nierenzeit.

> **Bei Schlafstörungen:** Hopfenblüten- und Lavendeltee (Zubereitung siehe oben) helfen bei Schlafstörungen. Trinken Sie zur Nierenzeit 1 bis 2 Tassen.

> **Bei Frühjahrsmüdigkeit:** Das »Unkraut« Vogelmiere hilft als Gemüse oder Tee (Zubereitung siehe oben, 3 Tassen pro Tag) die Vitamin- und Mineralienreserven aufzufüllen.

NACHGEFRAGT

Welche Rolle spielen Ängste in Ihrem Leben? Wovor schützen sie Sie, und woran hindern sie Sie? Machen Sie sich dies Ihrer Nierenenergie zuliebe einmal bewusst. Bereits das Bewusstwerden hilft dabei, die Ängste loszulassen.

> **Bei Frust und Trauer:** Die Goldrute unterstützt die Aktivität der Niere und stärkt auch die emotionalen Aspekte des Organs: Ist die Niere durch Schuldgefühle, Frust oder schmerzliche Erfahrungen in Beziehungen geschwächt, so hilft uns die Goldrute, die Energie wieder aufzubauen (Zubereitung wie beim ersten Teerezept links).
> **Gegen Schwindel, Konzentrations- und Gedächtnisschwäche:** Aus der chinesischen Heilpflanzenwelt helfen Präparate mit Ginkgo-Extrakt (aus der Apotheke, nach Packungsanleitung einnehmen).

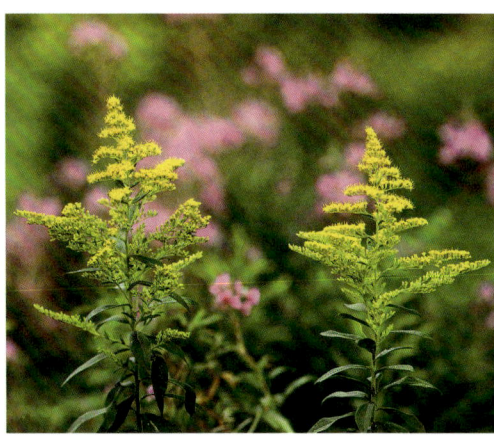

Die leuchtend gelbe, aromatisch duftende Goldrute ist uns von Wiesen, Flussauen und Brachland vertraut.

Bachblüte Mimulus: bei Furcht und Schreckhaftigkeit

Sie leben in einer Welt voller Ängste, fürchten sich vor realen und irrealen Situationen? Gleichzeitig sind Sie überempfindlich gegenüber lauten Geräuschen, in Gesellschaft leicht eingeschüchtert oder nervös? Die Blüte Mimulus hilft Ihnen, sich nicht mehr von Hemmungen und Ängsten bestimmen zu lassen.

Was der Niere sonst noch hilft

> **Fußmassage für ausgeglichene Nierenenergie:** Vom Barfußlaufen über die zärtliche oder kräftige Partnermassage bis hin zur professionellen Fußreflexzonentherapie: Jede Stimulation der Fußsohlen hilft auch der Niere!
> **Suppenküche für »Hitzige«:** Kochen Sie sich bei Hitzegefühlen eine Suppe aus 1 Bund Suppengemüse, 2 cm Ingwerwurzel, abgeriebener Schale von ½ Bitterorange, Salz, 600 g Fisch (Lachs, Kabeljau, Seelachs), 300 g Krabben. Das Gemüse klein schneiden und mit Ingwer, Orangenschale und etwas Salz in 1,5 l Wasser garen. Fisch klein schneiden und mit den Krabben dazugeben. Alles noch 15 Minuten weiterköcheln lassen. Dazu Sojasauce, Dill, Zitrone, frische Korianderblätter reichen. Das Suppengemüse können Sie mitessen oder auch herausnehmen, sodass Sie nur eine klare Brühe haben.

TIPP: Schwarz wirkt stärkend
Die Farbe Schwarz unterstützt die Blase (siehe ab Seite 88) und die Niere: Wenn Sie an den typischen Beschwerden leiden, so tragen Sie eher dunkle und schwarze Farbtöne!

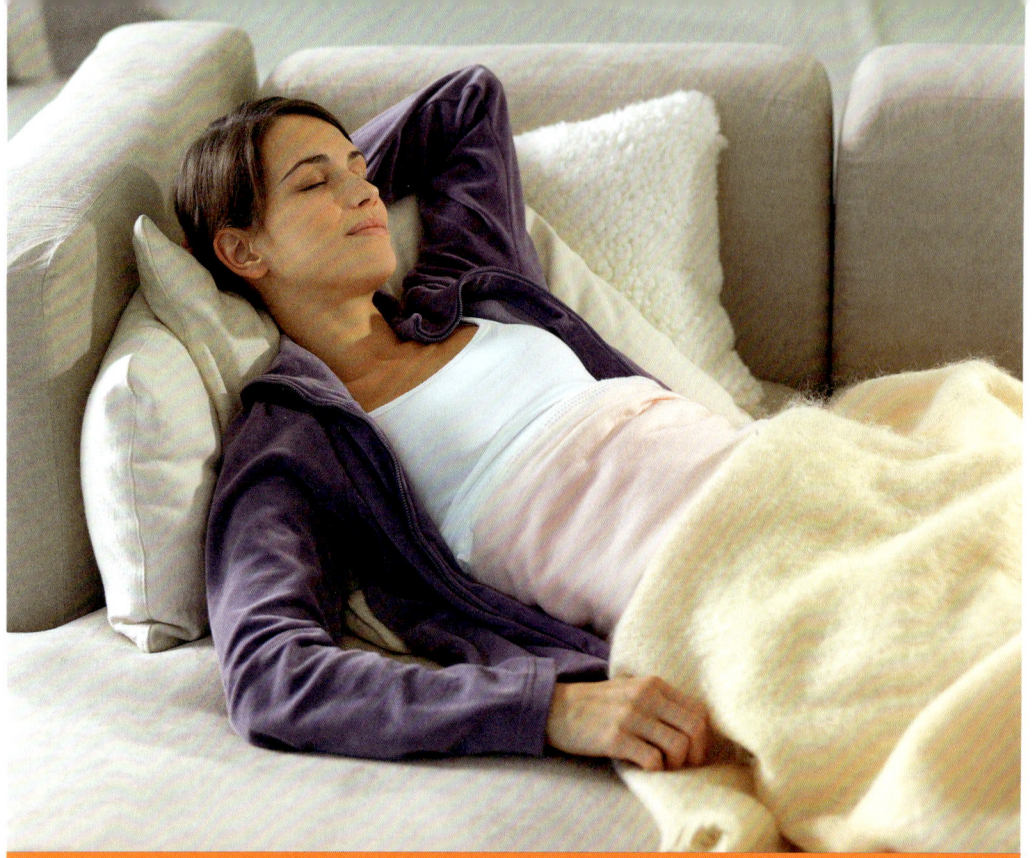

Perikardzeit (19 bis 21 Uhr): Seelenfrieden finden

Der Tag geht zur Neige. Aktivität ist jetzt immer weniger angebracht. Der Organismus stellt sich auf den Ruhemodus um, unsere Aufmerksamkeit wendet sich dem kleinsten Kreis der Liebsten zu. Der Begriff »Cocooning« beschreibt sehr schön diesen Lebensaspekt, wenn wir uns vom Trubel, den Überraschungen und Aufregungen des Alltags zurückziehen und wie eine Schmetterlingsraupe unser ganz privates, häusliches und durchaus intimes Netzwerk spinnen. Wir finden uns zusammen und schützen uns.

Abschotten gegen Umwelteinflüsse

Für die alten Chinesen war das Perikard, die bindegewebige Hülle, die unser Herz umschließt, der Beschützer der Herzensenergie. Dem Herzen maßen sie mit Großzügigkeit und Offenheit elementare Bedeutung zu. Auf eine empfindliche Seele lauert jedoch die Gefahr der Verausgabung und vor allem der Ausnutzung.

Wir können unser Herz nicht jedem auf der Welt bloßlegen, unsere Schwächen vor allen Menschen ausbreiten und jeden auf der Straße umarmen, wenn wir gerade vor Freude und Glück das ganze Universum in die Arme schließen möchten! Unser verletzliches Herz braucht das Perikard als Schützer, der in einem guten Maß aber auch durchlässig für Emotionen ist, sodass wir unseren Liebsten offen und ehrlich gegenübertreten und ihnen zeigen können, wie gern wir sie haben. Ist unser Perikard stark, müssen wir im täglichen Leben unsere Schwachstellen nicht verbergen, da wir uns insgesamt stark und stimmig fühlen und »wir selbst sind«.

»Sein Herz ausschütten«

Erinnern Sie sich an Ihre Teenagerzeit, als Sie vielleicht stundenlang vor dem Spiegel standen, sich frisierten und schminkten, oder haben Sie gerade wandelnde Beispiele dafür in Ihrer Familie? Es sind Experimente, wie man am besten bei den Freundinnen und Freunden, vor allem beim angehimmelten »Schwarm« ankommen könnte. Eigentlich tun wir dies mehr oder weniger das ganze Leben lang! Aber wem können wir unser Herz ausschütten, und bei wem sollten wir das tunlichst vermeiden? Wenn wir verliebt sind, sind alle Schleusen weit geöffnet. Umso schlimmer,

UNTERSCHÄTZTE BEDEUTUNG

Das Perikard (Herzbeutel) ist in der westlichen Medizin wichtig für die Pumpfunktion des Herzmuskels, nimmt aber leider keinen besonderen Platz ein. In der chinesischen Medizin schenkt man ihm dagegen große Beachtung.

DER PARTNERMERIDIAN: DIE MAGENLEITBAHN

12 Stunden vor beziehungsweise nach der Perikardzeit, also morgens zwischen 7 und 9 Uhr, hat der Magenmeridian (siehe Seite 64) sein energetisches Maximum. Es kann also auch an einer energetischen Störung dieses Meridians liegen, dass Sie zum Beispiel Ihr Abendessen nicht verdauen können.

wenn bei einer Trennung all das wieder herausgeholt wird, was im Flammensturm des Liebesfeuers heraussprudelte!

Auf der anderen Seite ist bedingungslose Offenheit die Grundlage für eine Herzensbeziehung. Schüchternheit und Verletzlichkeit verfliegen. Der gegenseitige Respekt und die Achtung sollen jedoch auch die verschmelzende, auflösende Kraft des Feuers überstehen. Das Perikard ist die Funktion unseres Organismus, die beim Überstehen aller Verletzungen hilft und sie vernarben lässt.

Probleme des Perikards: Verausgabung

Wenn wir unser Bedürfnis nach Rückzug und Schutz missachten und abends ins Fitnessstudio gehen oder noch einmal anfangen zu arbeiten, entspricht dies ebenso wenig unserem natürlichen Rhythmus wie Actionfilme oder Abendkurse! Wenn das Perikard durch zu viele verletzende Einflüsse geschwächt ist, neigen wir zum Erröten, zu Unsicherheit, Unruhezuständen und Ängsten. Auch Verdauungsstörungen wie zum Beispiel Magenbeschwerden können sich dann in Stresssituationen einstellen, etwa wenn wir fieberhaft für eine Prüfung lernen.

Die Perikardleitbahn beginnt unter der Achselhöhle am Brustkorb, zieht über die Mitte der Innenseite des Unterarms und endet

ANZEICHEN FÜR PROBLEME DES PERIKARDMERIDIANS

Dies sind die häufigsten Symptome bei Problemen des Perikards:
> Erröten, emotionale Unsicherheit, Unruhezustände, Herzrasen
> Überempfindlichkeit und Verdauungsstörungen bei emotionalem Stress
> Ängste, Anspannung, Panikgefühle und Lampenfieber

Aus Sicht der TCM hilft die Stärkung des Perikards auch bei:

> Sehnenscheidenentzündung am Unterarm
> Karpaltunnelsyndrom im Bereich der Handwurzel

Auf der psychischen Ebene stehen Perikardprobleme in Verbindung mit:
> fehlender oder zu viel Offenheit anderen Menschen gegenüber
> mangelndem Selbstwertgefühl
> einer gewissen Übersensibilität, fehlendem »dicken Fell«

am Mittelfinger. Eine ausgesprochene Schwäche und Blockade des Perikardmeridians kann sich deshalb zum Beispiel auch als Sehnenscheidenentzündungen am Unterarm bemerkbar machen oder in einem Karpaltunnelsyndrom, einer Nervenblockade im Bereich der Handwurzel.

So legen Sie sich ein »dickes Fell« zu

Die wenigsten Menschen sind so stabil, dass sie ohne Gefahr für ihr Seelenheil ihre Schwächen preisgeben können. Meist stellen wir nur unsere Stärken heraus. Wir alle haben uns eine Maske zugelegt und spielen je nach Situation die passende Rolle. Daran ist nichts auszusetzen, solange wir aufrichtig bleiben. Wenn Sie das Gefühl haben, dass Ihnen die passende Maske fehlt, nehmen Sie doch Schauspielunterricht oder üben für sich allein Theaterrollen! Erst wenn Sie vollständig mit sich selbst übereinstimmen, wenn Sie selbstsicher und absolut echt sind, brauchen Sie die Rolle nicht mehr. Dann wären Sie aber eine Rarität!

Am Abend im Schutz des engsten Familien- oder Freundeskreises können Sie Ihre Maske ablegen. Die Menschen, die Sie lieben und schätzen, tun dies deswegen, weil Sie so sind, wie Sie sind! Kein Mensch liebt jemanden, weil dieser eine bestimmte Eigenschaft besitzt oder nicht besitzt. Denken Sie daran, wenn Sie von unangenehmen Zeitgenossen attackiert werden: Sie haben Freunde, Verwandte und Ihre Liebsten, die Sie respektieren und schätzen. Umgeben Sie sich in der Perikardzeit mit ihnen! Das muss nicht heißen, dass Sie sich komplett von der Umwelt abkapseln – gemeinsam können Sie den Tag auch entspannt im Biergarten ausklingen lassen oder bei einer gemütlichen Fahrradrunde.

Im Folgenden finden Sie weitere Tipps, um Ihr Perikard zu unterstützen. Zur Anwendung siehe auch ab Seite 33.

Akupressurpunkte Perikard 8 und 6: beruhigend

Der Punkt Perikard 8 liegt in der Mitte der Handflächen. Besonders bei Lampenfieber vor Auftritten oder Prüfungen behandeln Sie ihn immer wieder 3 bis 5 Minuten lang mit der beruhigenden Technik (siehe Seite 39).

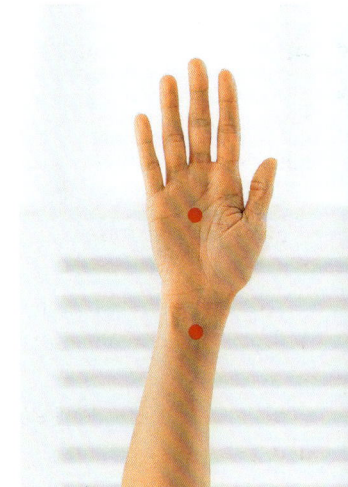

Zwei Punkte auf dem Perikardmeridian, deren Behandlung Ängste nimmt und ein dickes Fell macht.

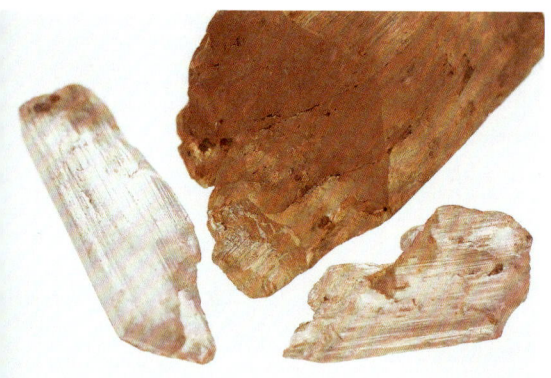

Die Energie des zart getönten Rosenquarzes stärkt das Herz auf der seelischen und körperlichen Ebene.

Zwei Daumenbreiten vom Handgelenk entfernt zwischen zwei Sehnen liegt noch ein wichtiger Punkt: Perikard 6 macht ein »dickes Fell«, besonders wenn persönliche Angriffe auf den Magen schlagen. Drücken Sie ihn 3 bis 5 Minuten kräftig und streichen ihn Richtung Mittelfinger aus, am besten zur Perikardzeit. Das hilft auch bei Übelkeit – nicht nur in der Schwangerschaft.

Rosenquarz und Kunzit: stärken und schützen das Herz

Die alten Römer und Griechen dachten, dass die Götter der Liebe den Rosenquarz für die Menschen auf die Erde brachten. Der rosa durchscheinende Kristall wirkt nicht nur herzstärkend im körperlichen, sondern auch im emotionalen Sinne. Nach einer unglücklichen Liebe beispielsweise kann er helfen, uns wieder zu öffnen und bereit für eine neue Partnerschaft zu sein. Mit ihm heilen alte Verletzungen schneller, und wir wagen leichter einen Neuanfang. Der Rosenquarz bestärkt uns, den Glauben an das Gute im Menschen wieder zu finden.

Nicht nur als »Blitzableiter« göttlicher Energien wurde im Altertum der rosa Kunzit eingesetzt, sondern er galt auch als Mittler zwischen den göttlichen und den irdischen Mächten. Er wird auch als »Hüter des Herzens« bezeichnet, denn emotionale Verletzungen, die sich körperlich als Krämpfe und Verspannungen manifestieren, kann der Kunzit lindern. Er stärkt unser Nervenkostüm, und Sie verwandeln sich von der Mimose zur starken Persönlichkeit.

Schüßler-Salz Nr. 8: sich aus der Starre lösen

Gehören Sie zu denjenigen Menschen, die oft schmollen und schnell beleidigt reagieren, sich immer wieder gekränkt fühlen? Denken Sie insgeheim, dass nur Ihre Art zu leben die richtige ist? Dann kann Sie das Salz Natrium chloratum D6 (Einnahme siehe ab Seite 43) aus dieser Starre erlösen. Sie werden neue Antworten auf Probleme finden und auch wieder offener auf die Menschen um Sie herum zugehen können.

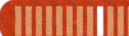

Heilpflanzen: klärend und lösend

> **Zur Klärung bei Selbstzweifeln:** Tausendgüldenkraut ist sehr bitter. Dadurch wirkt es klärend. Es trägt dazu bei, die Übereinstimmung von Idealbild und Realität herbeizuführen, und stärkt so das Perikard. Überbrühen Sie 1 Prise in einer Tasse und lassen das Ganze 5 Minuten ziehen.

> **Bei Ängsten und emotionalem Schmerz:** Weißdornblüten haben sich seit jeher als Herz-Kreislauf-Mittel bewährt, sie stärken und beruhigen. Sie helfen auch, Stauungen und Druck in der Brust bei seelischem Schmerz zu lindern. Überbrühen Sie 1 TL in einer Tasse, lassen das Ganze 10 Minuten ziehen und trinken es zur Perikardzeit, gern auch mit etwas Honig. Statt des Tees können Sie auch einige der säuerlich-mehligen Weißdornbeeren vom Strauch naschen, die ab August reifen.

Bachblüte Larch: bei Unzufriedenheit mit sich selbst

Sie sind mit Ihrem Aussehen oder Ihren Leistungen unzufrieden, denken, dass die anderen schöner oder klüger sind? Sie haben Angst, etwas falsch zu machen oder sich zu blamieren, sind sehr selbstkritisch und schauen nur auf Ihre Fehler? Sie rechnen stets mit einem Misserfolg, sind aber ehrgeizig und wollen sich und anderen beweisen, wie gut Sie sind? Die Blüte Larch hilft Ihnen, sich selbst zu akzeptieren, mit Kritik angemessen umzugehen und nicht mehr so abhängig von der Anerkennung anderer zu sein.

Was dem Perikard sonst noch hilft

> **Meridianmassage hilft beim Loslassen:** Umschließen Sie einen Ihrer Mittelfinger mit der anderen Hand und reiben 5 Minuten Richtung Nagel: Hier endet der Perikardmeridian, die Stimulation hilft dabei, alte seelische Verletzungen zu vergessen.

> **Atemübung, um »ins Reine zu kommen«:** Konzentrieren Sie sich im Sitzen auf Ihren Damm. Atmen Sie ein und stellen sich dabei vor, wie die Energie von unten an der Vorderseite entlang bis zum Mund fließt. Bei der Ausatmung lassen Sie das Qi vom Mund über den Kopf und den Rücken hinunter bis zum Steißbein fließen. Wiederholen Sie dies 14-mal.

NACHGEFRAGT

Können Sie über sich selbst lachen? Sehr oft übersehen wir die Komik einer Situation, in die wir geraten sind. Dabei hilft das Lachen über sich selbst sehr dabei, sich mit allen Schwächen annehmen zu können.

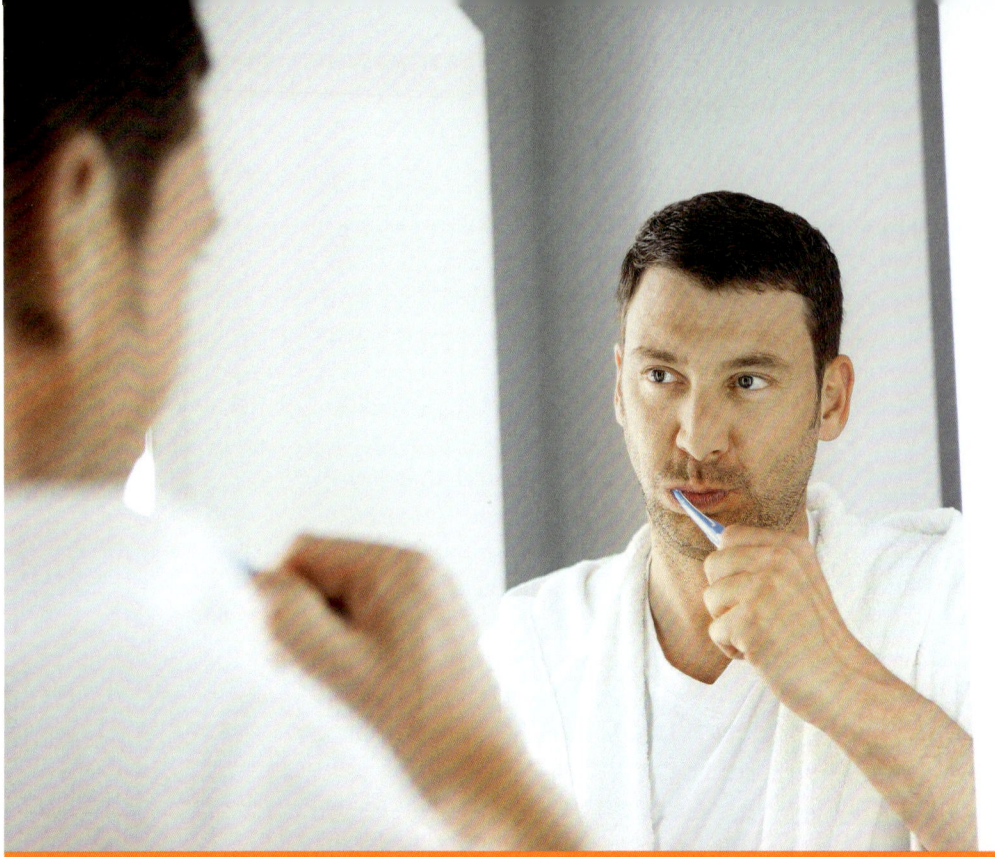

Dreifacherwärmer-Zeit (21 bis 23 Uhr): Vernetzung

Die meisten Menschen gehen jetzt ins Bett. Rituale werden gepflegt: Die Zähne putzen, das Bett vorbereiten, das Fenster öffnen, die Nachttischlampe einschalten ... und dann kuschelt man sich ins Bett. Liegt das Kissen richtig? Die Bettdecke? Sie löschen das Licht, nehmen Ihre Schlafposition ein, ruckeln sich noch einmal zurecht, und irgendwann hat Sie die Nacht eingehüllt. Die Eindrücke des Tages schwinden, die Gedanken verlassen den Geist. Sie sind geschützt und gut geborgen.

Körper, Geist und Seele im Einklang

Der Dreifacherwärmer vernetzt Körper, Geist und Seele miteinander. Er hilft uns dabei, unsere »Betriebstemperatur« in allen Körperregionen aufrechtzuerhalten. Infekte haben zur Dreifacherwärmer-Zeit wenig Chancen, weil unser Immunsystem jetzt am besten funktioniert. Noch mehr als das Perikard ist der Dreifacherwärmer kein Organ im westlichen Sinne, er ist eher eine lebensnotwendige, übergeordnete Funktion des Menschen. Man könnte sagen, er sorgt für die nötige Infrastruktur – so wie die Straßen und Eisenbahnschienen die Regionen eines Landes miteinander verbinden oder das Internet die globale Gesellschaft.

Ausgewogene Kräfteverteilung

Ist es nicht ein Wunder, wie in unserem Körper Kraft, Lebensenergie, Sensibilität und Blut gleichmäßig verteilt sind? Meist merken wir nichts davon, wenn alles reibungslos funktioniert. Aber wie unangenehm können kalte Füße oder ein glühender Kopf sein! Wie hinderlich ist es beim Tanzen oder beim Sport, wenn unsere Körperhälften nicht gleich stark sind oder wir Bewegungen nicht koordinieren können! Der Dreifacherwärmer (Sanjiao) verteilt alles gleichmäßig, sodass oben und unten, rechts und links, innen und außen vernetzt sind. Unsere Steuerungsorgane wie die Hormondrüsen (etwa Schilddrüse, Nebennieren und Hirnanhangsdrüse) steuern je nach Bedarf weit entfernte Organe und werden von ihnen gesteuert. Das Nervensystem tut sein Übriges, um das Herz schneller

SANJIAO

Der Begriff Dreifacherwärmer hat sich im westlichen Sprachgebrauch etabliert. Viele Autoren und Therapeuten nennen ihn aber noch bei seinem chinesischen Namen Sanjiao.

DER PARTNERMERIDIAN: DIE MILZLEITBAHN

12 Stunden vor beziehungsweise nach der Dreifacherwärmer-Zeit, also von 9 bis 11 Uhr, hatte der Milzmeridian (siehe ab Seite 70) sein energetisches Maximum, jetzt hingegen führt er am wenigsten Energie mit sich. Müssen doch jetzt die verschiedenen Energieformen gleichmäßig verteilt werden! Es kann also auch an einer energetischen Disharmonie dieses Meridians liegen, wenn Sie nicht einschlafen können.

und den Darm gründlicher anzutreiben. Unsere Gefühlsregungen wirken auf den Körper und umgekehrt, wenn zum Beispiel Schmerzen auch unsere Seele beeinträchtigen.

Es ist ein sehr wichtiger Lebensaspekt, dass kein einziger Teil von uns ohne den anderen lebt – was man auch in der Schulmedizin zwar weiß, in der Praxis aber oft vernachlässigt. In der chinesischen Medizin hingegen macht man sich dieses Netzwerk gerade bei der Akupunkturbehandlung zunutze!

Probleme des Dreifacherwärmers: Gestörte »Infrastruktur«

Leben heißt Dynamik. Nur solange wir uns bewegen, Nährstoffe, Blut und unsere Lebensenergie Qi zirkulieren, sind wir gesund. Jede Blockade und Schwäche zeigt sich daran, dass ein Teil dieses feinen Netzwerkes nicht mehr funktioniert. Der Dreifacherwärmer bekommt seine Kraft vom Perikard- und Nierenmeridian. Wenn diese Teile des Leitbahnsystems schon erschöpft sind, kann der Mensch auch in dieser Zeit jetzt nicht zur Ruhe finden.

ANZEICHEN FÜR PROBLEME DES DREIFACHERWÄRMERS

Dies sind die häufigsten Symptome bei Problemen des Dreifacherwärmers:

> Einschlafstörungen durch Gedankenkreisen
> auffällig kalte oder heiße Stellen am Körper wie ein kalter Bauch, kalte Füße oder Hände, ein heißer Kopf, auch gleichzeitig
> Bewegungseinschränkungen bei Drehungen, etwa in den Schultern, den Hüften oder dem Rücken
> starkes Krankheitsgefühl bei einfachen Erkrankungen wie Schnupfen

Aus Sicht der TCM hilft die Stärkung des Dreifacherwärmers auch bei:

> an verschiedenen Stellen, aber zugleich auftretenden Problemen wie Reizhusten und Blasenentzündung
> auffälligen Unterschieden zwischen rechter und linker Körperhälfte
> wechselnden Beschwerden wie Hitzewallungen und Kältegefühlen
> Mittelohrentzündung und Tinnitus bei Stress

Auf der psychischen Ebene stehen Probleme des Dreifacherwärmers in Verbindung mit:

> fehlender »Vernetzung« nach außen, Kontaktarmut

Brauchen Sie immer einen Schal, auch wenn Ihnen eigentlich nicht sehr kalt ist? Ist Ihnen schon der Anblick von Pullovern unangenehm, die nicht bis über die Hüften reichen? Brauchen Sie Oberteile mit weitem Dekolleté zur »Entlüftung«? Fühlen Sie einmal, ob bei Ihnen alle drei Bereiche gleich warm sind, oder lassen Sie Ihren Partner fühlen. Sind alle Bereiche gleich warm, ist dort ausreichend Energie vorhanden. Sind sie unterschiedlich warm, sollten Sie Ihren Dreifacherwärmer unterstützen!

Beobachten Sie aber auch einmal aufmerksam, wo Sie sich nicht richtig nach allen Seiten bewegen können, zum Beispiel in den Hüften, den Schultern oder der Wirbelsäule.

Auch Symptome, die in zwei Bereichen gleichzeitig auftreten, können auf eine Störung im Verteilungssystem hinweisen, wie trockener Reizhusten und zugleich Probleme beim Wasserlassen.

Der Meridian verläuft vom Ringfinger bis zum Ohr. Bei einer Störung können daher auch Ohrenprobleme wie ständige Mittelohrentzündungen oder Tinnitus als Folge von Stress auftreten.

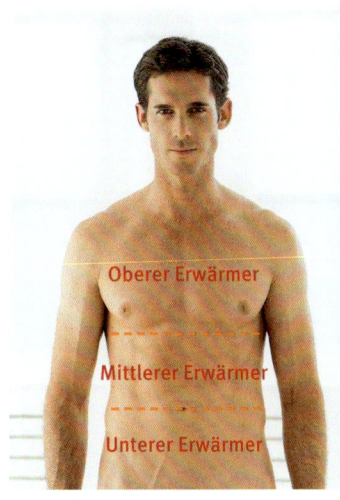

Oberer Erwärmer

Mittlerer Erwärmer

Unterer Erwärmer

In Brustkorb, Oberbauch und Unterleib befinden sich die drei »Produktionsstätten« unserer Lebensenergie Qi. Vor allem Atmung, Nährstoffversorgung, Flüssigkeitshaushalt und Fortpflanzungsfähigkeit werden hier gesteuert.

Bringen Sie Körper und Seele wieder ins Gleichgewicht

Sorgen Sie für eine ausgeglichene Energieverteilung vor allem dadurch, dass Sie in Bewegung bleiben, ob beim Sport, beim Tanzen oder einfach beim Spazierengehen. Auch Bewegtwerden hilft: Massagen vom Profi oder auch einfache Wohlfühl-Anwendungen vom Partner bringen den Energiefluss wieder in Gang.

Wenn Sie spüren, dass eine Körperregion kühler ist als die andere, sorgen Sie für Erwärmung: warme Wickel und Schutz für den Brustkorb, warme Suppe für die Mitte und ein warmes Kirschkern- oder Dinkelspelzkissen für den Unterleib.

Wenn Sie in Ihrem Bewegungsumfang in einem bestimmten Körperbereich eingeschränkt sind, können Sie mit Hatha-Yoga, Qigong oder der Feldenkrais-Methode die Balance wiederherstellen, anfangs am besten mit der Hilfe eines Lehrers (Buchtipps und Adressen siehe Seite 124).

Im Folgenden finden Sie weitere Tipps, um den Dreifacherwärmer zu unterstützen. Zur Anwendung siehe auch ab Seite 33.

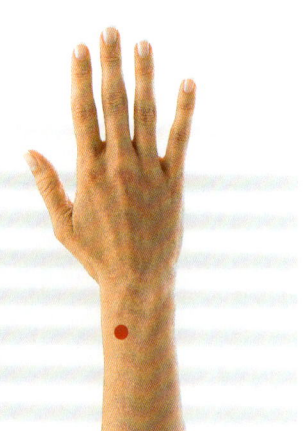

Behandeln Sie den Punkt Sanjiao 6 mit der anregenden Technik.

Akupressurpunkt Dreifacherwärmer (Sanjiao) 6

Der Punkt liegt drei Daumenbreiten von der Handgelenksfalte entfernt, auf der Oberseite des Unterarms. Seine Behandlung ist sehr wirkungsvoll vor allem bei Problemen im Unterbauch, weil er besonders dort die Energie Qi hinbringt. Drücken Sie den Punkt 3 bis 5 Minuten mit der anregenden Technik (siehe Seite 39).

Turmalin und Sonnenstein:

Der rote Turmalin galt als Stein der Erleuchtung, der seinen Träger durch sein inneres Feuer vor bösen Gedanken und Kummer bewahrt. Er hat eine stark stoffwechselfördernde Wirkung und ist ein besonderer Heilstein für Frauen: Er lindert Menstruationsbeschwerden und das hormonelle Auf und Ab in den Wechseljahren. Der Sonnenstein ist ein wahrer Lichtbringer und verstärkt die Herzenswärme in uns. Den alten Griechen versinnbildlichte sein goldenes Strahlen die Sonne, welche die Erde vor Unheil bewahrte. Er lindert Depressionen und Melancholie, stärkt die Lebensfreude. Gleichzeitig verleiht er uns mehr Selbstbeherrschung und beendet unsere Flucht in Traumschlösser und Tagträumereien. Tragen Sie die Steine als Anhänger auf Höhe des oberen Erwärmers oder als Ring am Ringfinger, dem Beginn des Meridians.

Schüßler-Salz Nr. 3: ausgleichend

Das Salz Ferrum phosphoricum D12 ist für den Energietransport und den gesamten Stoffwechsel unseres Körpers zuständig. Es wirkt gegen Übermüdung und Konzentrationsschwäche, die uns zum Beispiel als Folge von Einschlafstörungen belasten. Gleichzeitig kann es uns helfen bei der Auseinandersetzung mit der äußeren Welt: Reibungen werden gemildert, und Sie können sich aktiver mit Ihrer Umwelt und Ihren Lebenszielen auseinandersetzen.

Heilpflanzen: regulierend und entspannend

> **Bei Einschlafstörungen:** Hopfen vernetzt das Wesen des Menschen, schirmt ab vor störenden Einflüssen, entspannt und beruhigt. Wir können die Gedanken schweifen lassen, ohne dass sie uns vom Ruhen abhalten. Überbrühen Sie 5 Hopfenzapfen in

einer Tasse mit kochendem Wasser, lassen den Tee 15 Minuten ziehen und trinken ihn 1 Stunde vorm Schlafengehen.

> **Bei Temperaturunterschieden am Körper:** Zimt kann als äußere Anwendung die drei Erwärmer regulieren: Geben Sie 5 Tropfen Zimtöl in eine Schüssel mit Wasser und lassen sich damit eine kleine Bürstenmassage am unteren Rücken verabreichen.

Bachblüte Walnut: dem eigenen Gefühl vertrauen

Sie wissen normalerweise, was Sie wollen, fühlen sich aber plötzlich unsicher bei einer Entscheidung, die einen Neuanfang bedeutet. Generell lassen Sie sich in unsteten Phasen stark von anderen beeinflussen. Ebenso sind Sie unsicher in Trennungssituationen. Oft unterwerfen Sie sich Konventionen, obwohl Ihr Gefühl etwas anderes sagt. Walnut hilft, unbeirrt der inneren Stimme zu folgen.

Was dem Dreifacherwärmer sonst noch hilft

> **Ein Fußbad für den Kopf:** Sie können nicht einschlafen, weil Sie grübeln und den Kopf nicht leer bekommen. Hier hilft ein abendliches Bad mit 5 bis 8 Tropfen Lavendelöl, die Sie in 1 EL Sahne, Honig oder Mandelöl auflösen.

> **Visualisierung für die drei Erwärmer:** Legen Sie sich bequem auf den Rücken. Platzieren Sie Ihre Hände auf den Unterbauch und stellen sich vor, wie Ihre Energie im kleinen Becken kreist. So stärken Sie Ihre Sexualenergie, Selbstachtung und Wertschätzung des Körpers. Als zweite Station legen Sie Ihre Hände etwas oberhalb des Nabels auf den Bauch und visualisieren, wie die Energie Ihre Körpermitte durchströmt. Dabei wird Ihnen klar, was Sie wirklich wollen, und Sie stärken Ihre Tatkraft. Drittens platzieren Sie Ihre Hände auf Brusthöhe. Mit jedem Atemzug lassen Sie die Herzenergie in Ihren Körper strömen. Diese Energie fördert die Nächstenliebe sowie die Selbstliebe.

TIPP: Warmes Rot

Die Farbe des Sanjiao ist Rot(orange). Probieren Sie einmal aus, ob Kleidung in dieser Farbe eine ausgleichende Wirkung auf Ihren Wärmehaushalt hat!

GU-ERFOLGSTIPP

RECHTS UND LINKS VERBINDEN

Denken Sie an ein aktuell belastendes Ereignis und beginnen auf der Stelle zu gehen: Heben Sie das rechte Knie und berühren es leicht mit der linken Hand, dann umgekehrt. Verfolgen Sie mit den Augen dabei die Bewegung der Schulter, die dem gehobenen Knie gegenüberliegt. Machen Sie die Übung 2-mal täglich, am besten zwischen 9 und 11 Uhr sowie 21 und 23 Uhr, jeweils etwa 5 Minuten.

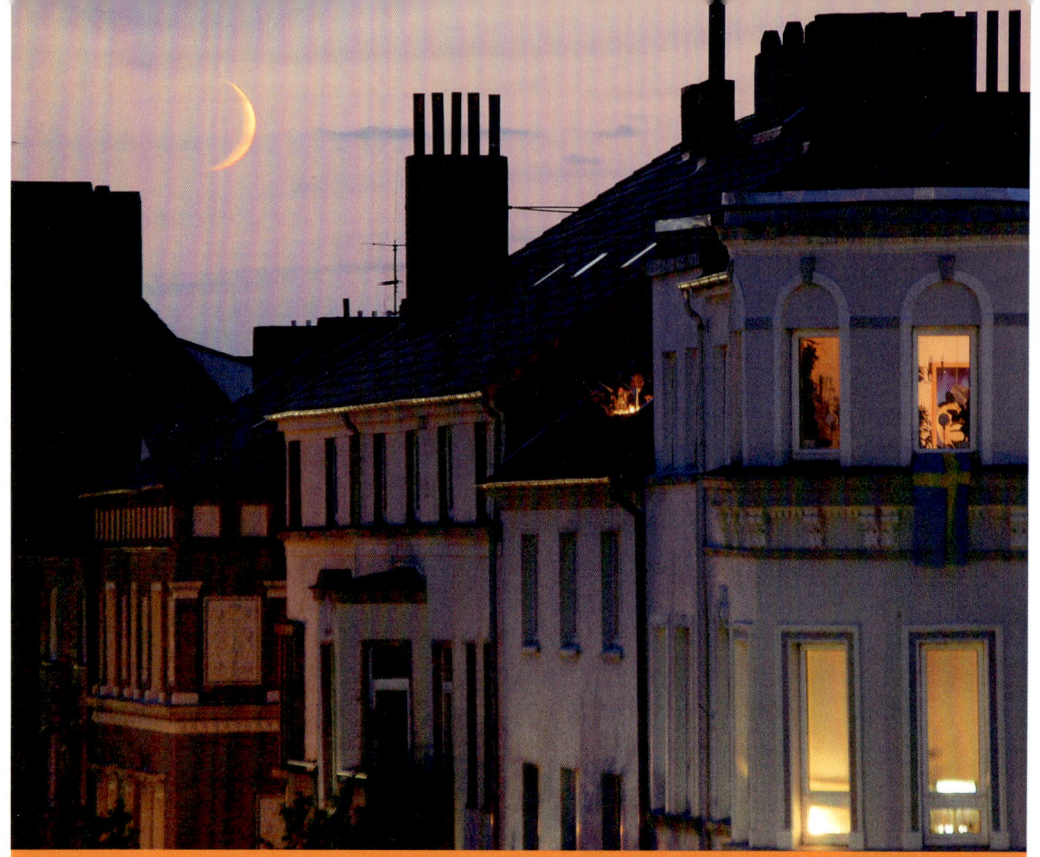

Gallenblasenzeit (23 bis 1 Uhr): Mut und Struktur

Es ist die Zeit um Mitternacht herum. Der tiefste Ausschlag unserer biologischen Pendeluhr in das dunkle Yin der Nacht sollte uns den ersten Tiefschlaf bringen, wenn wir denn abschalten können. Sie kennen das sicher: Wenn Sie einschlafen wollen und müssen, weil Sie am nächsten Tag etwas Wichtiges zu tun haben, dann können Sie sicher sein, dass der Schlaf partout nicht kommen will. Haben Sie sich hingegen mit der schlaflosen Nacht abgefunden, sinken Sie unverhofft in Morpheus' Arme.

Der Taktgeber im Körper

Kennen Sie auch Menschen, die immer zu spät kommen und Ihre sorgfältige Planung durcheinanderbringen? Und andere, nach denen man die Uhr stellen kann? Bei Fortbildungen erlebe ich oft Studenten, die jeden roten Faden zerschneiden, wenn sie fünf Minuten zu spät kommen und gleich mit Fragen dazwischenplatzen. Alles zur richtigen Zeit tun – das ist eine wichtige Qualität der Gallenblase! Entscheidungen zu treffen ist eine weitere Aufgabe. Viele Menschen bleiben jahre- und jahrzehntelang in wunderschönen Visionen und Plänen hängen, sind unzufrieden und nörgelig. Erst wenn die Gallenblasenenergie kräftig ist, können sie sich durchsetzen – das Leben kommt in Gang.

Mutlos und feige zu sein heißt auf Chinesisch, eine »faule Gallenblase« zu haben. Mit Mut treten wir aus uns selbst hinaus. Wir haben Ideen, Visionen und Pläne gemacht. Wir wissen nicht, was aus diesen Plänen wird, die Zukunft ist immer ungewiss. Also heißt es oft: Ins kalte Wasser springen, nur so gibt es eine Veränderung! Dabei müssen wir immer darauf achten, unsere Energie gut einzuteilen. Das richtige »Timing« spielt hier eine große Rolle, denn ein guter Rhythmus schont die Energiereserven.

Kommen wir mit unseren Plänen und Vorhaben nicht in Gang, kann sich der lange angestaute innere Druck auch körperlich bemerkbar machen: unangenehme Spannung unter dem Rippenbogen, Unverträglichkeit von Fett bis hin zur Bildung von Gallensteinen.

Haben wir dagegen zu viel Mut, springen wir gern über den Rahmen hinweg, den uns die Realität und das eigene Energiepotenzial vorgeben. Wir fassen Entschlüsse, ohne uns die Konsequenzen genau überlegt zu haben.

Den Schaden hat jeder selbst, wenn er sich völlig verausgabt und nicht zur Ruhe findet – aber auch die Mitmenschen, denen man mit einem solchen Verhalten häufig beabsichtigt oder aus Übermut heftig auf die Füße tritt.

DER PARTNERMERIDIAN: DIE HERZLEITBAHN

12 Stunden vor der Gallenblasenzeit, also mittags zwischen 11 und 13 Uhr, hatte der Herzmeridian (siehe ab Seite 76) sein energetisches Maximum, jetzt hingegen führt er am wenigsten Energie mit sich. Die Herzensenergie lässt uns offen, vorbehaltlos und tendenziell chaotisch vorgehen, während die Gallenblase immer genau den richtigen Zeitpunkt vorgibt. Es kann also in diesem Zusammenspiel der beiden auch an einer energetischen Störung des Herzmeridians liegen, dass Sie nicht einschlafen können.

Probleme des Gallenblasenmeridians: aus dem Takt geraten

Auch in unserem Sprachgebrauch finden wir Anhaltspunkte, was man in der Akupunkturlehre als Belastung für die Gallenblase ansieht: »Mir kommt die Galle hoch« oder »Er hat Gift und Galle gespuckt«. Wir verbinden diese für die Fettverdauung wichtige Flüssigkeit mit Aggressivität und aufbrausendem Temperament. Sagt Ihnen der Spruch »Er ging los wie ein HB-Männchen« noch etwas? Die cholerische Zigaretten-Werbefigur war beispielhaft für Menschen mit einer aus dem Takt geratenen Galle.

Die Unzufriedenheit, dass nichts klappt und alles offenbar zur falschen Zeit passiert, kann sogar zu Erkrankungen wie Gallensteinen oder Gallenblasenentzündungen führen, vor allem wenn noch schlecht Verdauliches hinzukommt wie fettes Essen oder unangenehme Alltagsprobleme.

Der Gallenblasenmeridian beginnt am inneren Augenwinkel, zieht zum Ohr, über die Schläfe und den Hinterkopf zur Schulter, dann über das Gesäß zur Hüfte an der Außenseite des Beins bis zur vierten Zehe. Blockaden und Schwächen des Gallenblasenmeridians auf dieser »Strecke« haben die meisten Menschen bereits einmal erlebt: Schulterverspannungen, Spannungskopfschmer-

---

ANZEICHEN FÜR PROBLEME DES GALLENBLASENMERIDIANS

Dies sind die häufigsten Symptome bei Problemen der Gallenblase:

> Ein- und Durchschlafschwierigkeiten durch Entscheidungsprobleme
> gestörte Fettverdauung, Gallensteine, Gallenblasenentzündung
> Unwohlsein, Druck oder Völlegefühl im Oberbauch nach fettem Essen

Aus Sicht der TCM hilft die Stärkung der Gallenblase auch bei:

> Verspannungen, Hexenschuss und Hüftschmerzen
> Kopfschmerzen und Migräne

Auf der psychischen Ebene stehen Gallenprobleme in Verbindung mit:

> Übermut oder Mutlosigkeit, aber ebenso auch Zaghaftigkeit
> mangelndem Gefühl fürs richtige »Timing«
> Entscheidungsproblemen
> Unzufriedenheit, Ungeduld und Aggressivität

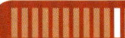
zen, Migräne, Hexenschuss, Hüftschmerzen – Anspannung und Verspannungen sind Zeichen der aus dem Ruder gelaufenen Zeit.

So kommen Sie in den Rhythmus zurück

Wenn Ihnen zur Gallenblasenzeit regelmäßig zu viele Dinge durch den Kopf gehen, sodass Sie nicht schlafen können: Versuchen Sie tagsüber, die Sache auf den Punkt zu bringen und zumindest einen Teilentschluss zu fassen! Setzen Sie sich hin und schreiben Sie diesen Entschluss auf! Erstellen Sie eine »To-do-Liste« mit den einzelnen Teilaufgaben. Die Dinge sind dann zumindest aus dem Kopf raus und zu Papier gebracht. Die Punkte auf Ihrer Liste können Sie nach und nach zufrieden abhaken. Wichtig ist dabei, dass Sie das »Gesamtwerk« in kleine Schritte aufteilen und sich nicht zu große Brocken vornehmen – das überfordert schnell Ihren Mut! Sortieren Sie die Aufgaben außerdem nach Wichtigkeit: Manches ist zeitkritisch, andere Menschen warten dringend darauf. Anderes ist aber vielleicht eher »Kür«, die noch Aufschub erlaubt. Davon geht die Welt nicht unter!

Solch eine Planung unterstützt die lasche Gallenblase, indem der innere Druck kanalisiert wird und Pläne gezielt, strukturiert umgesetzt werden. Sie hilft dem rastlosen Menschen, Ordnung und Überblick über die eigenen Kapazitäten zu behalten.

Auf den folgenden Seiten finden Sie weitere Tipps, um die Galle zu unterstützen. Zur Anwendung siehe auch ab Seite 33.

Akupressurpunkt Gallenblase 41: neuer Mut

Der Punkt liegt an der Seite des Fußrückens. Er harmonisiert die Gallenblase und das Herz, besonders bei Verzagtheit und Blockaden, die sich als Druck oder Schmerzen in der Schläfengegend bemerkbar machen. Behandeln Sie den Punkt 3 bis 5 Minuten lang mit der anregenden Technik – am besten in den Mittagsstunden, zur Zeit des Partnermeridians (Herzmeridian, siehe ab Seite 76).

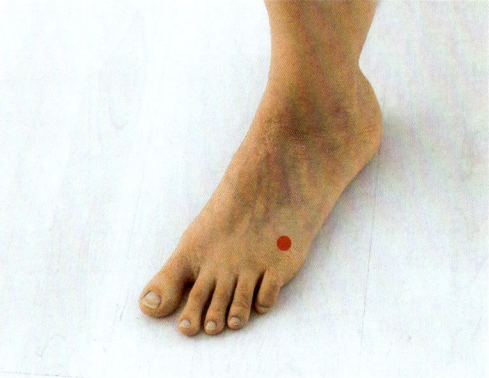

Behandeln Sie den Punkt Gallenblase 41 mit der anregenden Technik.

Chrysokoll und Sodalith: Ordnung und Mut

Der bläulich grüne Chrysokoll galt den alten Ägyptern als weiser Stein. Mit ihm fällt es leichter, Körper und Seele in Einklang zu bringen. Darüber hinaus wirkt er anregend auf die Gallentätigkeit. Auf die Leber gelegt, hilft er, ein schweres Essen zu verdauen. Als Edelsteinwasser (siehe Seite 42) bereits vor dem Essen getrunken, unterstützt er die Fettverdauung durch den angeregten Gallefluss. Der dunkelblaue Sodalith galt schon im Altertum als Stein der Muse, denn er fördert das künstlerische Talent. Mut und Selbstvertrauen wachsen mit ihm, auch um Neues zu wagen und Inspirationen auszuleben. Er öffnet uns die Augen für die richtigen Entscheidungen im Leben. Blockaden werden leichter aufgelöst, und wir befinden uns wieder im Fluss des Lebens.

Schüßler-Salz Nr. 5: den Rhythmus wiederfinden

Übertriebener persönlicher Einsatz in der Auseinandersetzung mit der Welt lässt Ihre Kraftreserven schwinden. Das Salz Kalium phosphoricum D6 lässt Sie einen angemessenen Rhythmus zwischen Einsatz und Rückzug, Aktivität und Passivität finden.

Homöopathische Hausapotheke für die Galle

Veratrum album D6 hilft bei Koliken mit Übelkeit und Erbrechen. Taraxacum D3 hilft bei Übelkeit nach zu fetten Speisen, Völlegefühl und Blähungen. Zur Einnahme siehe ab Seite 43.

Heilpflanzen: Bitteres regt die Galle an

> **Bei Entzündungsneigung:** Hier können Sie versuchen, die Galle mit kühl-scharf schmeckendem Pfefferminztee zu beruhigen.

> **Bei Schwierigkeiten, sich zu entscheiden:** Innere Zweifel sind Zeichen einer Gallenstörung. Die strahlend hellblau blühende Wegwarte bringt uns ins Hier und Jetzt und hilft uns dabei, unsere Entscheidungen aus der Treue zu uns selbst heraus zu treffen. Die

Aus der Wurzel der Wegwarte wird in einem speziellen Verfahren auch Chicorée gezogen – er ist ebenfalls gut für Leber und Galle.

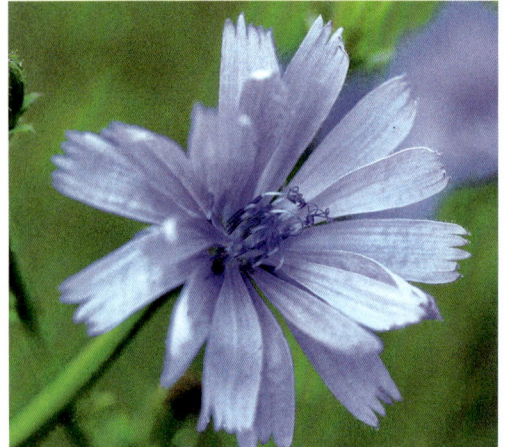

Wegwarte regt den Gallenfluss an und hilft bei verdauungsbedingten Kopfschmerzen im Stirn- oder Schläfenbereich. Überbrühen Sie 2 TL Wegwartenwurzel in einer Tasse mit Wasser und lassen den Tee 15 Minuten zugedeckt ziehen. Trinken Sie 3 Tassen pro Tag.

> **Bei Verdauungsproblemen und Völlegefühl:** Viele Kräuter und Gemüse, die Bitterstoffe enthalten, wirken auf den Gallenfluss förderlich. Ein Salat aus Löwenzahnblättern, Rucola, Endivien, Chicorée oder Radicchio regt die Verdauung an, ebenso der bittere Espresso nach dem Essen.

Bachblüte Cerato: selbstverantwortlich handeln

Wer Schwierigkeiten hat, sich zu entscheiden, deshalb stets andere um Rat fragt und sich dann doch fehlleiten lässt und die getroffenen Entscheidungen immer wieder anzweifelt, für den ist Cerato die geeignete Blüte. Sie hilft uns, aus einem tiefen Bewusstsein heraus Entscheidungen zu treffen, die uns wirklich entsprechen, und dabei zu bleiben.

Was der Galle sonst noch hilft

> **Blockaden lösen:** Unter Stress und Anspannung ziehen wir oft die Schultern hoch, spannen Gesichts- und Kiefermuskeln an und sitzen völlig steif. Um diese Verspannungen aufzulösen, erspüren Sie, welche Muskelgruppen und Körperpartien unter Dauerspannung sind. Spannen Sie genau diese Muskeln bewusst an, halten Sie die Spannung für einige Augenblicke und entspannen Sie dann schlagartig. Wiederholen Sie dies mehrmals. Horchen Sie auch in sich hinein, wie das Entspannen auf Ihre Psyche wirkt.

> **Die Gallenblase anregen:** Legen Sie sich auf den Rücken, stellen die Beine auf und verschränken die Arme hinter dem Kopf. Mit dem Ausatmen drehen Sie den Kopf und die Knie maximal zur Seite, lassen aber die Schulterblätter möglichst auf dem Boden. Bleiben Sie einige Atemzüge lang in dieser Position, atmen Sie tief ein und kommen zur Mitte zurück. Wiederholen Sie diese Übung einige Male zu beiden Seiten.

TIPP: »Grüne Energie«
Die Farbe Grün unterstützt Galle und Leber (ab Seite 118): Essen Sie viel kräftig grünes Gemüse wie Paprika, Blattsalat und frische Kräuter!

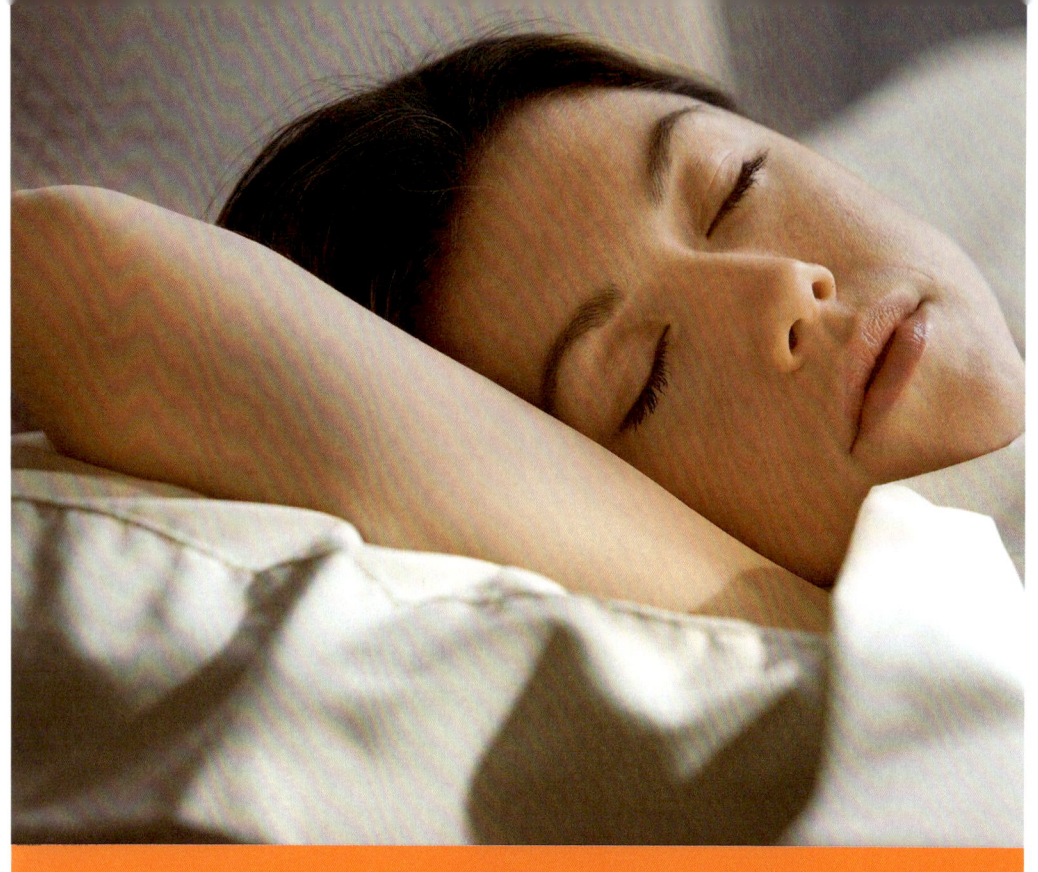

Leberzeit (1 bis 3 Uhr): Entgiften und entspannen

Es ist tiefste Nacht. Im Idealfall schlafen wir fest, während unser Körper regeneriert. Die Leber sorgt nach dem Verständnis der chinesischen Medizin dafür, dass alle Funktionen im Körper gleichmäßig, kräftig und ruhig verlaufen. Dies ist sehr wichtig, damit wir den Anforderungen und Widrigkeiten des Lebens angemessen begegnen können, dass wir flexibel und gleichzeitig kraftvoll sind. Auch für Kreativität, persönliche Entfaltung und Selbstverwirklichung ist die Leber zuständig.

Mit den Energien haushalten

In der chinesischen Medizin heißt es, dass die Leber der »General« unter den Organen ist. Sie garantiert, dass alles richtig läuft und jeder Aspekt unseres Daseins zur richtigen Zeit das nötige Qi bekommt. Die Energie der Leber lässt uns aktiv und kreativ sein. Wir ergreifen die Initiative, gehen hinaus ins Leben und verändern die Welt. Voller Kraft packen wir die Dinge an, schaffen Neues und werfen dabei das Alte – manchmal gar zu leicht – über Bord. Das Vergangene ist jedoch immer die Grundlage für die Gegenwart und die Basis für die Zukunft. Die Leber sorgt dafür, dass wir mit unseren Reserven haushalten. Sie verleiht uns die Fähigkeit, flexibel und anpassungsfähig mit den Ereignissen und Hindernissen des Lebens umzugehen. Im Schlaf wird sie gut durchblutet und baut auch die Giftbelastung des Vortages ab. Sie hat es verdient, dass wir sie pfleglich behandeln!

Probleme des Lebermeridians: Anspannung

Unsere Muskeln spannen sich an, und wir können etwas bewegen. Danach sollten sie sich aber entspannen dürfen. Dauernde Anspannung führt zu Verspannungen und irgendwann auch dazu, dass die Muskeln und Sehnen anfällig und brüchig werden.

Auf der geistigen Ebene ist es ähnlich: Wenn unsere Aufmerksamkeit wenig dem Dauerhaften gilt, sondern immer der Veränderung, kann sich der Geist nicht entspannen. Ohne Entspannung verliert der Mensch auf Dauer an Elastizität, er verbraucht seine Reserven und kann dann auch nicht mehr zur Nachtruhe finden, weil die überstrapazierten Muskeln zucken und kribbeln.

Belastungen, die sich gegen uns selbst richten

Wachen Sie regelmäßig gegen zwei Uhr auf, so kann dies ein Hinweis sein, dass Ihre Leber

DER PARTNERMERIDIAN: DIE DÜNNDARMLEITBAHN

12 Stunden vor und nach der Leberzeit, von 13 bis 15 Uhr, hat der Dünndarmmeridian sein energetisches Maximum. Seine Aufgabe ist das Aussortieren des Wertlosen, das jetzt vielleicht als unruhiger Traum die Leber stört. Es kann also auch an einer energetischen Störung dieses Meridians liegen, dass Sie nachts aufwachen. Sie brauchen nicht unbedingt bei einer Leberstörung nachts zur Behandlung aufzustehen, sondern können auch mittags unterstützend eingreifen.

Zeitumstellung, fremde Betten, Wochenende, Verkehrsstau, die alltäglichen Überraschungen: Reagieren wir mit Ungeduld, ist unsere Leberenergie überlastet. Die gute Aggressivität, die wir zum Vorankommen brauchen, verkehrt sich in selbstzerstörerische Wut. Der dauernde Kampf kann zu Bluthochdruck und Herzinfarkt führen.

sehr intensiv arbeiten muss. So intensiv, dass Sie in Ihrem Schlaf gestört werden. Nehmen Sie es zum Anlass, sich Gedanken über die Entgiftungleistung Ihres Körpers zu machen. Trinken Sie abends zu viel Alkohol? Mussten Sie in letzter Zeit viele Medikamente nehmen? Belastet Ärger im Büro oder auch sonst im Leben die Leber so sehr, dass Sie sich mit quälenden Gedanken schlaflos im Bett wälzen?

Wenn Anspannung und unterdrückte Wut Sie bis in die Träume verfolgen, kann dies auf einer anderen Ebene sogar zu Autoimmunerkrankungen führen. Dabei greift das Immunsystem körpereigene Strukturen an, da es nicht mehr zwischen »Freund« und »Feind« unterscheiden kann. So wird in der Forschung diskutiert, ob die multiple Sklerose dazugehört, dabei würde das Immunsystem die eigenen Nervenhüllen und -leitungen zerstören. Ebenso die Hashimoto-Thyreoiditis, bei der unser Körper seine eigene Schilddrüse angreift. Aus emotionaler Sicht richten sich bei diesen Erkrankungen unsere Wut und Aggression gegen uns selbst.

Leistungsfähigkeit um jeden Preis

Der Lebermeridian beginnt am Innenrand der Großzehe, zieht dann an der Innenseite des Unterschenkels zu den Genitalien, dann über den Unterbauch zum seitlichen Rippenbogen. Blockaden auf dieser Leitbahn können sich daher zum Beispiel auch als Probleme der Geschlechtsorgane, als Bauchkrämpfe und Druck im Oberbauch zeigen. Durch die dauernde Stauung im Oberbauch kann die blockierte Leber in ihrer Stoffwechselfunktion beeinträchtigt werden. Muss sie doch in dieser Hinsicht auch Besonderes leisten, wenn unregelmäßiges, zu fettes Essen, Alkohol und die Reizung durch Genussmittel ihr zu schaffen machen. Oft müssen drastisch wirkende schulmedizinische Medikamente helfen, die geforderte Leistungsfähigkeit aufrechtzuerhalten: Antibiotika bei jedem Infekt, Schmerzmittel, um die verspannten Schultern nicht zu spüren, Blutdruckmedikamente und Schlafmittel.

ANZEICHEN FÜR PROBLEME DES LEBERMERIDIANS

Dies sind die häufigsten Symptome bei Problemen der Leber:

> häufiges nächtliches Erwachen in der Zeit zwischen 1 und 3 Uhr
> Bauchkrämpfe und Druckgefühle im Oberbauch
> Zucken und Kribbeln der Muskeln
> Spannungskopfschmerzen und Schwindelgefühle

Aus Sicht der TCM hilft die Stärkung der Leber auch bei:

> Bluthochdruck und Herzinfarkt

> Sehnenscheidenentzündungen, Tennisellenbogen sowie Bänderschaden an Knie oder Schulter
> Muskelgeschwülsten (Myomen) in der Gebärmutter
> Erektionsstörungen
> Autoimmunerkrankungen

Auf der psychischen Ebene stehen Leberprobleme in Verbindung mit:

> Ungeduld, Gereiztheit und (unmotivierten) Wutausbrüchen
> »Wut im Bauch«

»Saft und Kraft« für Kreativität und neue Taten

Die wichtigste Unterstützung für die strapazierte Leber ist Bewegung. Vor allem sanfter Ausdauersport sorgt dafür, dass Körper und Seele sich entspannen, Blockaden sich lösen können und Sie sich gleichzeitig kräftigen. Bewegen Sie sich zwei- bis dreimal pro Woche mindestens eine halbe Stunde kontinuierlich und nicht zu schnell, etwa indem Sie walken, joggen zügig spazieren gehen, schwimmen oder Rad fahren. Es zählt dabei nicht die Kilometerleistung oder die Schnelligkeit – Entspannung in Bewegung ist das Ziel.

Jede Emotion hat ihre Berechtigung, auch Wut. Nichts ist auf Dauer schädlicher, als die Wut in sich hineinzufressen. Natürlich sollten Sie nicht Ihren Chef wüst beschimpfen, weil er Sie kritisiert hat. Schlafen Sie lieber eine Nacht darüber und versuchen Sie dann, Ihre Gefühle in einem sachlichen Gespräch zu klären. Weil die Leber sich in der Nacht erholt, kann durch eine Unterstützung der Leberfunktionen die Wut am nächsten Morgen schon verraucht sein, und Sie können mit Vernunft und Flexibilität Ihre Ziele erreichen! Vielleicht hilft Ihnen auch Joggen, ein Sprint oder Kickboxen.

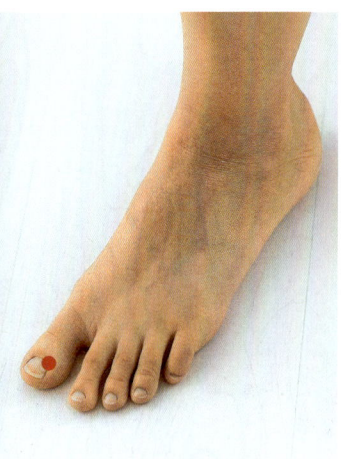

Behandeln Sie den Akupressurpunkt Leber 1 durch sanftes Klopfen mit dem Finger.

Im Folgenden finden Sie weitere Tipps, um Ihre Leber zu unterstützen. Zur Anwendung beachten Sie bitte Seite 33 ff.

Akupressurpunkt Leber 1: bei Kopfschmerz und Schwindel

Der Punkt liegt am unteren, inneren Nagelrand der Großzehe. Er ist vor allem sehr wirkungsvoll bei Spannungskopfschmerzen und Schwindelgefühlen. Behandeln Sie den Punkt 3 bis 5 Minuten lang, indem Sie ihn mit dem Fingernagel locker beklopfen.

Azurit-Malachit und Saphir: Regeneration und Vernunft

Der Azurit-Malachit galt bei einigen Indianervölkern Nordamerikas als Verbindungsstein zwischen Himmel und Erde. Er bietet uns Schutz gegen »schlechte Energien«, ob diese nun in Form von Elektrosmog oder übelwollenden Gedanken auf uns einströmen. Der Stein unterstützt die Leber bei der Blutreinigung und hilft ihr, sich selbst wieder zu regenerieren.

Der kornblumenblaue Saphir wurde im alten Griechenland als Stein der Weisheit und Vernunft verehrt. Seine Heilkraft dringt tief in unseren Körper ein und hilft uns, ausgeglichen und entspannt zu werden. Zorn und Wut verrauchen mit seiner Hilfe. Zielstrebig verwirklichen wir unsere Wünsche und bleiben dabei geradlinig und aufrecht.

Schüßler-Salz Nr. 2: gegen Muskelprobleme

Calcium phosphoricum D6 stellt den Betriebsstoff für die Muskeln bereit, den die Leber für An- und Entspannung benötigt. Es lindert Spannungskopfschmerz, Krämpfe, Zucken und Kribbeln, vor allem wenn sie durch Kälte schlimmer werden. Die Nr. 2 passt, wenn Sie zu einer gewissen Rücksichtslosigkeit neigen, die aus dem Gefühl resultiert, selbst stets zu kurz zu kommen.

Heilpflanzen: regenerierend und lösend

> **Zur Entgiftung und Regeneration:** Mariendistelsamen helfen dem Organismus, die Leberzellen zu regenerieren. Nehmen Sie

die Urtinktur ein oder mischen Sie täglich 1 gehäuften TL gemahlene Samen in Müsli oder Joghurt.

> **Bei Spannung im Oberbauch** hilft eine Teemischung aus 60 g Kamillenblüten, 25 g Kalmuswurzel, 10 g Süßholzwurzel, 5 g Rhabarberwurzel. Köcheln Sie 2 TL der Mischung 15 Minuten in 250 ml Wasser und trinken 2- bis 3-mal pro Tag eine Tasse. Vorsicht, die Mischung wirkt abführend!

Bachblüte Holly: bei Misstrauen und Eifersucht

Sie fühlen sich häufig gereizt, sind oft unzufrieden und unglücklich? Sie neigen zu Eifersucht und fürchten, hintergangen zu werden? Gleichzeitig sind Sie leicht beleidigt und schnell gekränkt, und Neid ist Ihr Begleiter, der bis zu Hass, Verbitterung, Schadenfreude und Rachsucht führt? Holly hilft Ihnen dabei, Jähzorn, Misstrauen und Aggressivität zu bändigen. Das Mittel hilft auch Kindern in Trotzphasen.

Die homöopathische Hausapotheke

Versuchen Sie Chelidonium D4, wenn es in der Lebergegend sticht und Sie unter Aufstoßen und Übelkeit leiden. Oft machen sich Schmerzen am unteren Winkel des rechten Schulterblattes, in der Reflexzone der Leber, bemerkbar.

Die Bachblüte Holly hilft, wenn wir gereizt den Stachel ausfahren.

Was der Leber sonst noch hilft

> **Leberwickel für den Stoffwechsel:** Eine Wärmflasche mit mäßig heißem Wasser flach füllen und in ein feuchtes, ausgewrungenes Leinentuch wickeln. Auf dem Rücken liegend die Wärmflasche direkt auf der Haut auf die Leber legen, unterhalb des rechten Rippenbogens. Ein Badetuch gefaltet auf den Wickel legen, gut zudecken. Ruhen Sie 1 Stunde lang.

> **Entschlackung im Frühjahr und Herbst:** Verzichten Sie auf Kaffee, Alkohol und Nikotin. Fördern Sie den Leberstoffwechsel mit Frischpflanzensäften (Reformhaus): in 1 Glas Wasser vormittags 1 EL Echinaceasaft, nachmittags 1 EL Brennnesselsaft, vorm Schlafen 1 EL Löwenzahnsaft. Beginnen Sie bei Vollmond und führen die Kur bis Neumond durch.

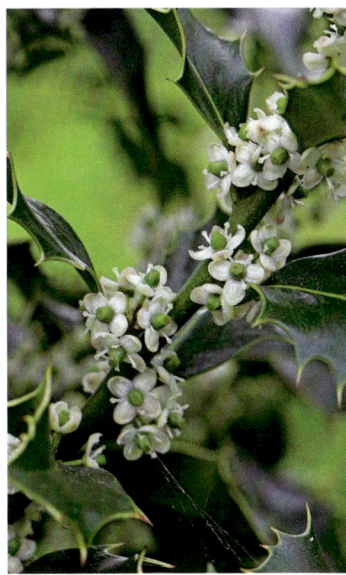

Bücher, die weiterhelfen

Kalbermatten, R. und H., **Pflanzliche Urtink-turen,** AT Verlag

Gutzmann, G. **Das große Lexikon der Heil-steine, Düfte und Kräuter,** Methusalem Verlag

Wildman, F., **Feldenkrais: Übungen für jeden Tag,** Fischer

BÜCHER AUS DEM GRÄFE UND UNZER VERLAG

Cheung, A., **Die Qi-Formel: Das Geheimnis der inneren Zufriedenheit**

Heepen, G. H., **Schüßler-Salze**

Lutzenberger, A., **Mondkalender**

Mertens, W., Oberlack, H., **Qigong** (Buch mit CD)

Noll, A., **Natürliche Wege zum Wunschkind**

Schmidt, S., **Bach-Blüten**

Stumpf, W., **Homöopathie (Der große GU-Ratgeber)**

Trökes, A., **Yoga zum Entspannen: Asanas, Atemübungen, Meditationen** (Buch mit CD)

Wagner, Dr. F.: **Akupressur** und **Reflexzonen-massage**

Wiesenauer, Dr. med. M.; **Quickfinder Homöopathie**

Adressen, die weiterhelfen

www.praxis-hemm.de
Homepage der Autorin

www.organclock.de
Website zum Buch

www.praxis-noll.de
Homepage des Autors

www.qigong-gesellschaft.de
www.qigonggesellschaft.at
www.qigongkurse.ch
Hier finden Sie einen erfahrenen Qigong-Lehrer in Ihrer Nähe.

www.yoga.de
www.yoga.at
www.swissyoga.ch
Über die Berufsverbände finden Sie einen quali-fizierten Yogalehrer in Ihrer Nähe.

www.shiatsu-austria.at/rundum/tcmaerzte_a.htm
TCM-Ärzte in Österreich finden

http://lexikon.astronomie.info/zeitgleichung/
Bestimmung der genauen lokalen Zeit

Arbeitsgemeinschaft für klassische Akupunktur und TCM e. V.

Wisbacher Straße 1, 83435 Bad Reichenhall
www.agtcm.de
Viele Infos zu Akupunktur und TCM sowie zu Therapeuten in Ihrer Nähe.

Schweizerische Berufsorganisation für TCM

Alfred Lienhard Strasse 1, CH-9113 Degersheim
www.sbo-tcm.ch
TCM-Therapeuten in der Schweiz.

Register

Impressum

© 2012 GRÄFE UND UNZER VERLAG GmbH, München

Alle Rechte vorbehalten. Nachdruck, auch auszugsweise, sowie Verbreitung durch Bild, Funk, Fernsehen und Internet, durch fotomechanische Wiedergabe, Tonträger und Datenverarbeitungssysteme jeder Art nur mit schriftlicher Genehmigung des Verlages.

Projektleitung: Reinhard Brendli

Lektorat: Barbara Kohl

Bildredaktion: Elke Dollinger

Umschlaggestaltung und Layout: independent Medien-Design, Horst Moser, München

Herstellung: Christine Mahnecke

Satz: Christopher Hammond

Lithos: Repro Ludwig, Zell am See

Druck und Bindung: Firmengruppe APPL, aprinta druck, Wemding

ISBN 978-3-8338-2173-8

4. Auflage 2013

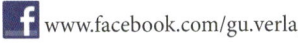
www.facebook.com/gu.verlag

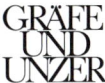

GRÄFE UND UNZER

Ein Unternehmen der
GANSKE VERLAGSGRUPPE

Bildnachweis

Fotos und Illustrationen:
akg-images: S. 25; All over: S. 116; Corbis: S. 14, 48, 82, 86, 88, 99, 106; Emotive: hintere Umschlagseite (links); Flora Press: S. 104; Getty: S. 20; GU-Archiv: S. 34 (Kay Blaschke), 39, 54, 62, 68, 74, 79, 85, 91, 97, 103, 109, 110, 115, 122 (Nicolas Olonetzky), 63 (Johannes Rodach), 37 (Ingrid Schobel), 40, 46 (Marcel Weber); iStockphoto: S. 8; Jump: S. 3 (links), 100; Ling Karrei: vordere Umschlagseite; Look: S. 1, 6; Masterfile: S. 50, 76, 94; Mauritius: S. 32, 42, 44, 58, 64, 67, 70, 118; Plainpicture: S. 22, 112; hintere Umschlagseite (rechts); Prisma: S. 80; Privat: S. 4; Ingrid Schobel: S. 17; Shutterstock: S. 26; Stockfood: S. 3 (rechts)

Syndication:
www.jalag-syndication.de

Wichtiger Hinweis

Alle Ratschläge, Anwendungen und Übungen in diesem Buch wurden von den Autoren sorgfältig recherchiert und in der Praxis erprobt. Lassen Sie sich dennoch in allen Zweifelsfällen zuvor durch einen Arzt oder Therapeuten beraten. Weder Autoren noch Verlag können für eventuelle Nachteile oder Schäden, die aus den im Buch gegebenen praktischen Hinweisen resultieren, eine Haftung übernehmen.

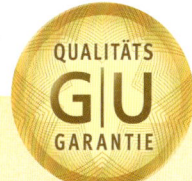

QUALITÄTS
GU
GARANTIE

DIE GU-QUALITÄTS-GARANTIE

Liebe Leserin, lieber Leser, wir möchten Ihnen mit den Informationen und Anregungen in diesem Buch das Leben erleichtern und Sie inspirieren, Neues auszuprobieren. Alle Informationen werden von unseren Autoren gewissenhaft erstellt und von unseren Redakteuren sorgfältig ausgewählt und mehrfach geprüft. Deshalb bieten wir Ihnen eine 100 %ige Qualitätsgarantie. Sollten wir mit diesem Buch Ihre Erwartungen nicht erfüllen, lassen Sie es uns bitte wissen. Sie erhalten von uns kostenlos einen Ratgeber zum gleichen oder ähnlichen Thema. Wir freuen uns auf Ihre Rückmeldung, auf Lob, Kritik und Anregungen, damit wir für Sie immer besser werden können.

GRÄFE UND UNZER Verlag
Leserservice
Postfach 86 03 13
81630 München
E-Mail:
leserservice@graefe-und-unzer.de

Telefon: 0800 – 723 73 33*
Telefax: 0800 – 501 20 54*
Mo–Do: 8.00–18.00 Uhr
Fr: 8.00–16.00 Uhr
(* gebührenfrei in Deutschland)

Ihr GRÄFE UND UNZER Verlag
Der erste Ratgeberverlag – seit 1722.

Weiterlesen tut gut.

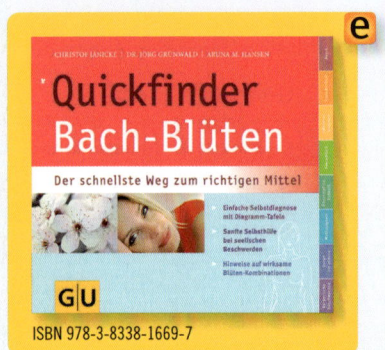
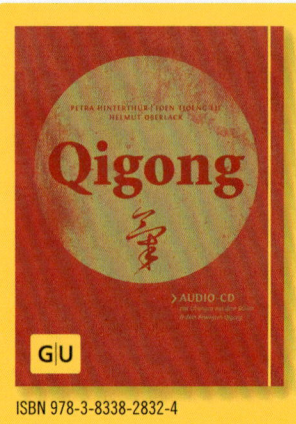
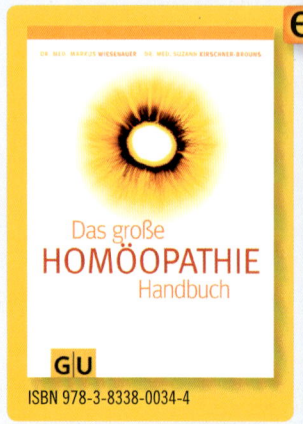
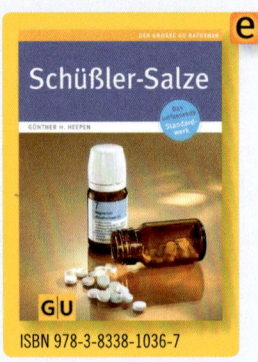
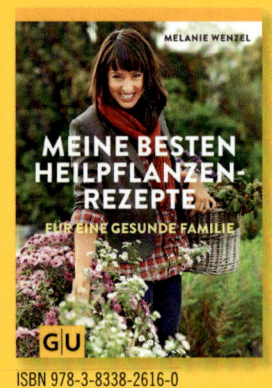
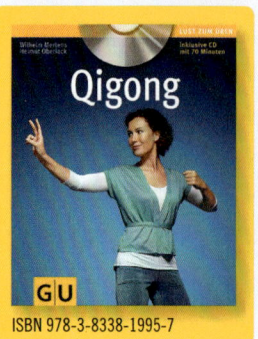